Heinrich Zeeden

Homöo – Kinesiologie für Tiere
Von der Mücke bis zum Elefanten

Unter Mitarbeit
von Veronika Hagestedt

Heinrich Zeeden

Homöo – Kinesiologie für Tiere

Von der Mücke bis zum Elefanten

Alle im Buch enthaltenen Angaben und Ergebnisse wurden vom Autor nach bestem Wissen erstellt. Sie erfolgen ohne jegliche Verpflichtung oder Garantie des Verlages. Er übernimmt daher keine Verantwortung und Haftung für etwa vorhandene Unrichtigkeiten.

Bei Anwendung der angegebenen Therapievorschläge übernimmt der Autor keine Verantwortung. Bei medizinischen Problemen sollte vor einer Therapie immer erst ein Arzt aufgesucht werden.

Poelring 26, 23560 Lübeck

Bildnachweis: Portraitfoto, Dr. Heinrich Zeeden

Bibliografische Information der Deutschen Nationalbibliothek:
Die Deutsche Nationalbibliothek verzeichnet diese Publikation in der Deutschen Nationalbibliografie; detaillierte bibliografische Daten sind im Internet über dnb.dnb.de abrufbar.

ISBN 978-3-933036-39-1

Gesamtherstellung: ctv-verlag.de

Neue Bücher von Heinrich Zeeden:
ctv-verlag.de/buecher/buecher-von-heinrich-zeeden

Kontaktadresse GPRS: siehe bitte auf der letzten Seite des Buches.
Contact address GPRS: please see the last page of the book.

Haftungsausschluss und allgemeiner Hinweis zu medizinischen Themen:

Der Inhalt dieses Buches ist ausschließlich zu Informationszwecken bestimmt. Er richtet sich an Tierärzte, Tierheilpraktiker, Tiertherapeuten und medizinische Laien und alle übrigen Personen, die an den Themen Naturheilkunde und Homöopathie interessiert sind. Alle gesundheitsbezogenen Ratschläge, die in diesem Buch zu lesen sind, wurden mit bestem Wissen und Gewissen und großer Sorgfalt erstellt.

Wie jede Wissenschaft ist die Naturheilkunde ständigen Entwicklungen unterworfen. Forschungen und klinische Erfahrungen erweitern unsere Kenntnisse, insbesondere was Behandlungen und medikamentöse Therapie anbelangt. Soweit in diesem Buch eine Dosierung oder eine Applikation erwähnt wird, darf der Leser zwar darauf vertrauen, dass Autor und Verlag große Sorgfalt darauf verwandt haben, dass diese Angaben dem Wissensstand der Fertigstellung des Werkes entspricht, aber für Angaben über Dosierungsanweisungen und Applikationsformen kann vom Autor und Verlag jedoch keine Gewähr übernommen werden. Ggf. müssen Dosierung und homöopathische Potenz in jedem einzelnen Fall ausgetestet werden.

Alle angegebenen Dosierungen und Applikationsformen wurden mit großer Sorgfalt nach dem derzeitigen Wissensstand angegeben und beruhen, sofern vorhanden, auf wissenschaftlichen Erkenntnissen. Sind keine wissenschaftlichen Informationen über bestimmte Verfahren verfügbar, beruhen die Empfehlungen auf Erfahrungen.

Die Informationen in diesem Buch können und sollen selbstverständlich keinen Arzt, Heilpraktiker oder Apotheker ersetzen. Medizinische Laien sollten nicht versuchen, jede auftretende oder bestehende Erkrankung selbst zu diagnostizieren und zu heilen.
Jeder Benutzer ist angehalten, durch sorgfältige Prüfung der Beipackzettel, der verwendeten Präparate – gegebenenfalls nach Konsultation eines Spezialisten – festzustellen, ob die dort gegebenen Empfehlungen für Dosierungen oder die Beachtung von Kontraindikationen gegenüber der Angabe in diesem Buch abweicht. Eine solche Prüfung ist besonders wichtig bei selten verwendeten Präparaten oder solchen, die neu auf den Markt gebracht worden sind.

Vor der Anwendung bei Tieren, die der Lebensmittelgewinnung dienen, ist auf die in den einzelnen deutschsprachigen Ländern unterschiedlichen Zulassungen und Anwendung Beschränkungen zu achten.
Die Nutzung dieses Buches erfolgt auf eigene Gefahr und auf eigenes Risiko. Jede Dosierung oder Applikation erfolgt auf eigene Gefahr des Nutzers. Für Schäden oder Unannehmlichkeiten jeglicher Art, die durch den Gebrauch oder Missbrauch der hier zur Verfügung gestellten Informationen entstehen, kann der Autor weder direkt noch indirekt zur Verantwortung gezogen werden. Autoren und Verlag appellieren an jeden Benutzer, auffallende Ungenauigkeiten in diesem Buch dem Verlag mitzuteilen. Geschützte Warennamen werden nicht immer besonders kenntlich gemacht. Aus dem Fehlen eines solchen Hinweises kann also nicht geschlossen werden, dass es sich um einen freien Warennamen handelt.
Zu Risiken und Nebenwirkungen lesen Sie die Packungsbeilage und fragen Sie Ihre Ärztin, Ihren Arzt oder Ihren Apotheker.

Hinweis im Sinne des § 3 HWG:

Bei den hier vorgestellten Methoden handelt es sich um Verfahren der alternativen Medizin, die naturwissenschaftlich-schulmedizinisch weder nachgewiesen noch anerkannt sind. Die genannten feinstofflichen Methoden sind wissenschaftlich in Deutschland noch nicht anerkannt. Sie werden von der Schulmedizin als nicht notwendig eingestuft, da sie die Existenz der Feinstofflichkeit ablehnt.
Die Kinesiologie gehört seit 50 Jahren zu den weltweit bewährten Beratungsmethoden. Ähnlich wie die Homöopathie, die Akupunktur und andere Verfahren der alternativen Methoden gilt sie schulmedizinisch noch nicht als wissenschaftlich allgemein anerkannt.

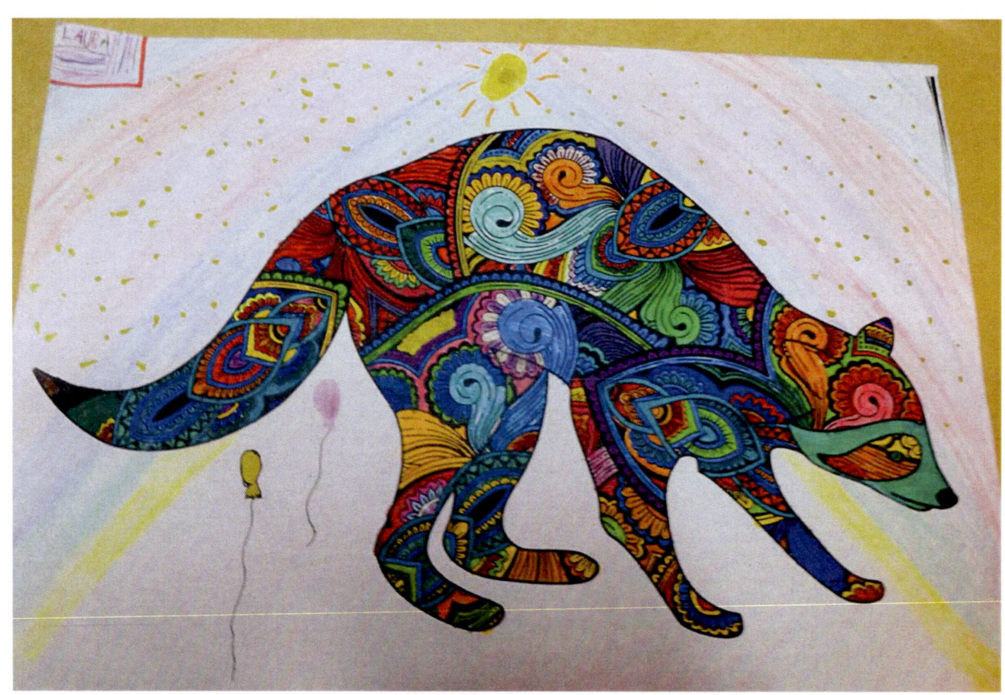

Tierfarben in der Kinderwelt
Laura, 2024

Einleitung

Wie kommt man als Humanmediziner dazu, Tiere zu behandeln? Fast könnte man sagen, wie die Jungfrau zum Kind. Durch verschiedene Fragestellungen, die schon im Jahre 1998 begonnen hatten, von heute aus gesehen vor fünfundzwanzig Jahren, hatte ich die Möglichkeit, die klassische Homöopathie, später die Homöo – Kinesiologie auch bei Tieren anzuwenden.

Eine Sekretärin in der Klinik Sonnenblick in Marburg hatte sich zwei Rennmäuse gekauft und pflegte sie zuhause liebevoll. Eine Maus bekam an einem Ohr einen erbsengroßen Tumor, der nach einer ärztlichen Begutachtung ein Tumor oder eine Warze sein konnte. Die Operation würde etwa 100 DM kosten, so wurde sie belehrt, während jede Maus nur 30 DM gekostet hatte, als sie sie kaufte. Hier kam also die Unverhältnismäßigkeit zwischen Anschaffungskosten und Operationskosten zum Tragen, die dann direkt zu mir führte, da ich für eine Konsultation ja kein Geld verlangte.

Obwohl ich damals noch keine Kinesiologie praktizierte, hatte ich den Eindruck, dass die Maus an einem Tumor litt. Hierfür fand ich dann das Mittel Conium maculatum, den gefleckten Schierling, der sich bei Tumoren der weiblichen Brust bewährt hatte, beim Mammakarzinom, und empfahl nach dem Kauf der Globuli Conium D 200, der Maus nur ein einziges Kügelchen zu verabreichen.

Danach geschah Folgendes: Sabine hatte also ein Globulus Conium maculatum D 200 in ein Stückchen Käse verpackt, sodass die Maus das Kügelchen zu sich nahm. Nach 10 Tagen war der Tumor aber immer noch am Ohr, sodass Sabine ungeduldig wurde und der Maus nun ein zweites Kügelchen in ein Stück Käse verpackte. Interessanterweise nahm die Maus aber den zweiten Käse nicht und „verschmähte" die zweite Dosis Conium maculatum D 200. Das wiederholte sich mehrere Male, bis Sabine merkte, die Maus möchte keine zweite Dosis.

Am 18. Tag geschah es, dass der Tumor vom Mäuseohr einfach abgefallen war, und die Maus war geheilt. Sabine suchte das winzige Stück Gewebe, konnte es aber in dem dunklen Untergrund nicht finden.

Das war also meine erste Begegnung mit einer Tiertherapie, die letztlich schnell und erfolgreich war.

Später klagte eine Physiotherapeutin darüber, dass ein Pferd auf dem Hof, den die Tochter bewirtschaftete, nicht mehr in in den Hänger gehen wollte. Immer, wenn es transportiert werden sollte, fing es an zu schwitzen und bekam weißen Schaum vor dem Mund und leistete vollständigen Widerstand.

Bei der Erhebung der Vorgeschichte stellte sich heraus, dass dieses Pferd einmal mit Gewalt in einen Hänger gezwungen worden war, und dass seither der Widerstand gegen dieses „Gehäuse" unüberwindlich war. Das war jetzt vier Jahre her, und das Problem war noch immer nicht gelöst.

Ich stellte auf Grund der Anamnese die Diagnose „Schock durch Gewaltanwendung" und dachte, Opium D 200 wäre das richtige Mittel für diese Situation.
Damals hatte ich schon die Möglichkeit, eine Fernheilung durch eine mentale Alphatechnik durchzuführen und gab dem Pferd Opium C 1000 „über die Entfernung" - real ca. 20 km bis nach Spielberg, einem kleinen Ort im „Geräusch" im Vogelsberg.

Als die Tochter dann nach Hause kam und überprüfte, ob das Pferd jetzt bereit wäre, in einen Hänger zu steigen, war der Bann gebrochen und das Pferd konnte stressfrei einsteigen.
Dieses war dann eine Behandlung, die ebenfalls erfolgreich verlaufen war, sodass ich Mut bekam, mich auch um andere Tiergegebenheiten zu kümmern, wenn sie mir für eine homöopathische Therapie geeignet erscheinen.

Nach diesem schönen Einstieg denke ich, es wird Zeit, den Tierärzten, Tierheilpraktikern und Tiermasseur*innen den Zugang zur Homöo – Kinesiologie zu eröffnen, indem ich die Systematik der HOM KIN auch auf die Tierwelt ausdehne.

Heinrich Zeeden, 21.11.2023

Vorwort von Veronika Hagestedt

Warum die Homöopathische Kinesiologie ein Segen für Tiere und Menschen ist.

Mit Entsetzen las ich einen Bericht von dem in der ganzheitlichen Tiermedizin sehr bekannten Tierarzt D. Sch., von dem ich hier einen erschreckenden Ausschnitt zitieren möchte:
... mit der Einführung der neuen GOT (Gebührenordnung für Tierärzte) zum 23.11.2022 erleben wir in unserer Praxis soziale Konflikte ungeahnter Größe. Tierhalter kommen mit ihren Tieren, um sie wegen Lappalien einschläfern zu lassen. Der Grund: Die Kosten des unteren Satzes der neuen GOT für eine vernünftige Behandlung können von ihnen nicht getragen werden. Zitat Ende.

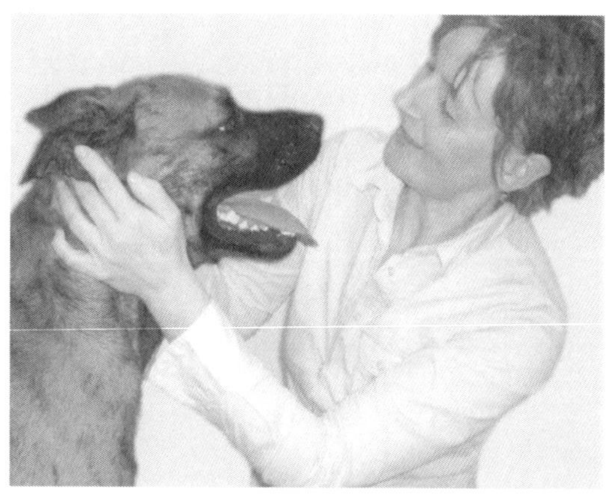

Großkonzerne kaufen zurzeit Tierarztpraxen und Tierkliniken auf und werden umgewandelt in ein geschäftstüchtiges System, sind somit durch Investoren gesteuert mit dem Ziel der Profitmaximierung. Bei Gewinnerzielungsabsichten geht es nicht nur um Überteuerungen, sondern auch immer um ein unnötiges Übermaß an Produkten (Medikamente, Chemo, Impfungen, Wurmkuren etc.) und Maßnahmen (OPs, Bildgebungen, etc.) zu verkaufen. Eine Überbelastung des Immunsystems ist oft die Folge und somit schlimmer als die Ursprungssymptome.
Das Geschäft mit der Tierliebe, - die allgemeine Untersuchung mit Beratung ist jetzt für Hunde 75 % und für Katzen 163% teurer geworden. Ganz wichtig zu erwähnen - es gibt noch Praxisausnahmen, wo das Wohl der Tiere Priorität hat, diese müssen aber gesucht werden.

Ohne weiter auf unsere derzeitige allgemeine inflationäre Kostensituation einzugehen, denke man hier auch an unsere alten Mitmenschen, deren Lebenswille & -freude und Geselligkeit von ihrem Liebling abhängig ist. Hier sind zusätzliche Kosten oft nicht aufzubringen. Vermutlich leiden unzählige Tiere und Tierhalter unter den Einschränkungen, die durch zu hohe Behandlungskosten verursacht werden.

Und bzgl. Pferde zeigt sich im Internet das Übermaß an „zu verschenken“ und „gegen Schutzgebühr abzugeben“ und die Pferdeklappe / Notbox ist ständig an ihren Grenzen.

Bei Pferden sind die Klinikkosten im 4–5-stelligen Bereich jetzt - durch die neue GOT - noch schneller erreicht. Welchen Schmerz ein Tierhalter hierbei ertragen muss, ein Tier ungewollt einschläfern zu wollen oder weggeben zu müssen. Und was das Tier hierbei wahrnimmt, fühlt und durchmacht, können wir nur erahnen und wird in der Verzweiflung von den Tierhaltern unterdrückt oder versucht auszublenden, oft mit psychischen und physischen Spätfolgen.

Vor einiger Zeit wurden Versuche gestartet, in den Tierheilberufen die Anwendung der allgemeinen klassischen homöopathischen Mittel zu verbieten, aber auch im Humanbereich wird hier wieder schwer diskutiert. Stellt sich hier die Frage, warum etwas verbieten oder einschränken, wenn es doch angeblich sowieso nicht hilft und wirkungslos ist? In solchen besonderen „interessanten“ Zeiten ist die Anwendung klassischer homöopathischer Mittel per Stirnstrich jedoch weiterhin möglich, ohne sich strafbar zu machen, was für ein Segen! Und es gibt noch eine Segenssteigerung durch Dr. Zeedens HOM KIN mit den zahlreichen Komplexmitteln und seinen vielen außergewöhnlichen potenzierten Mitteln.

Durch gewisse Verbote und eine Überteuerung der Tierarzt - und Medikamentenkosten findet aber auch gerade etwas sehr Schönes statt, denn die Tierhalter werden hierdurch praktisch zur Selbsthilfe, zum Selbstdenken, zum Umdenken und zum Hinterfragen gezwungen, woher die vielen Tierkrankheiten kommen. So halten sie auch Ausschau nach Alternativen, um konventionelle Medikamente, Verfahren und Maßnahmen, Industriefutter, chemische Wurmkur- und Parasitenschutzmittel etc. zu umgehen und zu ersetzen.

Ist das, was in der Tiermedizin gerade Fakt ist, nun ein Fluch oder ein Segen? Hier würde ich gerne Johann Wolfgang von Goethe aus Faust zitieren:
„Ich bin ein Teil von jener Kraft, die stets das Böse will und stets das Gute schafft!"
Erstaunlich und voller Hoffnung sind die Fallbeispiele in diesem Buch, aber auch in den vorherigen HOM KIN Büchern, welche aufzeigen, dass nicht immer teure Medikamente bzw. in deren Mengen, OPs etc. benötigt werden. Womit ich absolut nicht ausschließe, dass sie auch lebensrettend sein können, gar keine Frage - vor allem bei Unfällen und in der Erstversorgung. Aber in der Regeneration, Pflege und Begleitung kann es auch anders gehen.

Die Ansprüche eines Tierhalters haben sich in den letzten Jahren erfreulich und zum Wohle der Tiere verändert. Die Tierhalter übernehmen immer mehr Verantwortung für das Wohlbefinden ihrer Tiere, sei es prophylaktisch, kurativ und auch palliativ. Auch wenn eine vollständige Heilung nicht mehr möglich ist, in Hinsicht auf chronisch oder geriatrisch kranke Tiere, sowie auch die Begleitung in der letzten Lebensphase, besteht seitens der Tierhalter ein großes Interesse daran, dem Tier eine bestmögliche Lebensqualität bis zum Tod zu ermöglichen - man denke hier z.B. an die rattenscharfen Sulkys für Hunde mit Hinterhandlähmungen, welche mit Lebensfreude damit über die Wiesen heizen oder an die Rückkehr zur natürlichen selbst hergestellten artgerechten Ernährung und auch an die ganzheitlichen Tiertherapieangebote jeglicher Art. Auch gibt es auf bestimmten Plattformen Foren und Gruppen, wo Tierheilpraktiker verzweifelten Tierhaltern kostenlos weiterhelfen oder Tierhalter sich untereinander unterstützen.

Dies alles zeigt schon sehr schön auf, dass ein Umdenken stattgefunden hat und wohin wir uns mit unseren Tieren bewegen. Ich möchte aber auch erwähnen, dass in immer mehr Tierarztpraxen ebenfalls ein Wandel zur Ganzheitlichkeit stattfindet. Es gibt aber auch einige Praxen, die es gerne naturheilkundlicher haben möchten, aber diesen Weg nicht gehen können oder dürfen. Viele natürliche Techniken, Methoden und Substanzen – für Menschen entwickelt bzw. wiedergefunden – werden sogleich auch an den Tieren ausprobiert und angewandt, mit erstaunlichen Erfolgsergebnissen. Zu diesen neuen Methoden gehört auch die Weiterentwicklung der klassischen Homöopathie – so eben auch die Homöo – Kinesiologie (HOM KIN).

Auch wenn der Markt überfüllt ist mit homöopathischer Literatur für Tiere, gehört dieses Buch nicht in die konventionelle, gewöhnliche Sparte, da es Mittel enthält, die in den geläufigen Homöopathie - Büchern nicht zu finden sind. Viele potenzierte außergewöhnliche Einzelmittel und zahlreiche Komplexmittel erweitern die klassische Homöopathie in der Tierheilung. Potenzierte Symptome, Themen, Optimierungen, Gegebenheiten, Faktoren und auch Therapien, um nur Einiges zu nennen, sind Einzelmittel, die von dem bisherigen „Normal" abweichen, ebenso auch die zahlreichen Komplexmittel, einzigartig in ihrem Bereich und Bestand.

Tierhalter von Pferden, Hunden, Katzen, Hühnern und Ziervögeln finden in diesem Buch passende HOM KIN Mittel zu den jeweiligen häufigsten Erkrankungen und spezifischen Problemen. Zusätzlich gibt es interessante hilfreiche Fallbeispiele. Besonders wertvoll erscheint ein sehr ausführliches Repertorium, eine Notfallapotheke, eine Wurmkur für Hunde, eine Parasitenprophylaxe und eine Einführung in den systematischen Testablauf.

Wird diese Systematik genutzt, kann man die tierärztliche Arbeit perfektionieren, indem man die Ursachen für Störungen aller Art aufsuchen und gezielt therapieren kann. Der Stirnstrich und die außergewöhnlichen homöopathischen Mittel von Dr. Zeeden werden in dem Buch vermittelt. So können auch Tierhalter den Schritt von der Abhängigkeit in die Selbstverantwortung vollziehen.

Die HOM KIN kann zum einen nach einem bestimmten Ablauf mit einem Testverfahren durchgeführt werden, wodurch Ursachen und ihre benötigten Mittel angezeigt werden. Eine genaue Beschreibung findet sich am Ende dieses Buches. Zusätzlich ist diese Systematik auch in dem Buch „Systematik der Homöo-Kinesiologie" genau beschrieben. Zum anderen kann die HOM KIN auch rein pragmatisch angewendet werden, also symptomorientiert, wozu man das „Repertorium der Homöo - Kinesiologie" benötigt. Fast alle Mittel werden auch an Tieren angewendet und in diesem hier vorliegenden Buch sind noch zusätzlich viele spezifische Tiermittel aufgezeigt, abgestimmt auf häufig vorkommende Symptome, Krankheiten und Themen von Tieren. Zur sicheren Anwendung und Erweiterung der HOM KIN bietet Dr. Zeeden regelmäßig Kurse an.

Dieses Buch ist aus Dr. Zeedens langjähriger umfangreicher Erfahrungswissenschaft mit der HOM KIN entstanden und auf die Anwendung für Tiere angepasst.

Es ist in einer praktisch verwertbaren Form geschrieben, regt zum „gleich Ausprobieren und Anwenden" an, bietet dem fortgeschrittenen Tierhomöopathen und Tiertherapeuten neue Anregungen und dem Laien einen leichten Einstieg. Skeptiker erhalten einen Einblick in neue Sichtweisen, was Krankheit, Heilung und Therapie betrifft.
Es ist ein Nachschlagewerk und schenkt dem Tierhalter neue Hoffnung, sowie Möglichkeiten und Wege zur Selbsthilfe, erfordert hierfür aber Offenheit und ein neues Denken, weil unser rationales und begrenztes Wissen und Denken schnell Widerstände aufruft, wenn es um Unbekanntes geht - hier gilt: Nur das eigene Erfahren und Erleben kann überzeugen.

Und hier noch ein Geständnis. Trotz langjähriger Kinesiologiearbeit u.a. mit dem Anwenden des Stirnstrichvorläufers - das Einklopfen von Dr. Dietrich Klinghardt, - wollte ich damals beim Ausprobieren mir insgeheim selbst beweisen, dass der Stirnstrich nicht funktioniert, wurde aber eines Besseren belehrt.

Verborgene Informationen in Krankheitsgeschehen erkennen und einen Weg zur Heilung zu finden ist immer individuell und oft eine langwierige Arbeit – aber die HOM KIN erleichtert hier so Einiges, auch durch die Komplexmittel und andere besondere potenzierte Mittel.

Symptome sind im gewissen Sinne eine sichtbare materielle Folge eines tieferliegenden energetischen Informationsablaufs. Der Organismus ist ein hochintelligentes Wesen, welches für den Ablauf und die Erhaltung eines Ordnungsprozesses Impulse zur Systemsteuerung bezieht, auch bestehend aus Informationen, Frequenzen und Energien, - also aus nichtmaterieller Art. Jede Substanz, jedes Objekt, jeder Organismus, jeder Gedanke, jedes Bild oder Symbol und jedes Wort (geschrieben, gedacht, ausgesprochen) schwingt und strahlt bzw. sendet ständig Informationen aus.

Informationen sind codierte Energien, welche vom Empfänger dechiffriert und genutzt werden, in welcher Art und Weise auch immer sie ins System gebracht wurden. Hierzu zählt auch der Stirnstrich, - durch die laute Aussprache wird das Mittel akustisch, in Synthese mit dem manuellen Daumenstirnstrich, in das System eingebracht. Auf Erfahrungen basierend hat Dr. Zeeden mehrmals Wirkungen am Körper beobachtet, welche schon alleine nur durch die Aussprache des Mittels ohne Stirnstrich eintraten.

Auch der Tierarzt Dr. Ch. T. machte ähnliche Beobachtungen in der Pferdeakupunktur, indem er nur an den Akupunkturpunkt dachte, aber die Wirkung beim Pferd unmittelbar eintrat, erkennbar durch Entspannungszeichen, obwohl er noch nicht gestochen hatte. Heute arbeitet er nur noch mit mentaler Akupunktur.

Berühmte Quantenphysiker haben die Existenz und auch die Auswirkungen von Schwingungen, Frequenzen und Energien häufig durch praktische Anwendungen bewiesen, stellen sich hieraus jedoch auch immer wieder neue Fragen, welche noch nicht beantwortet werden können, - was uns aber von der Nutzung und Anwendung dieser Praktiken nicht abhalten sollte, auch wenn es für andere anfangs etwas „schräg" aussieht.
Dr. Heinrich Zeeden, mit großer Begeisterung unermüdlich für seine Werke zum Wohle für das Leben, ist ein sehr liebevoller, mitreißender und lebensfroher Mensch, welcher wohl nach meinen Beobachtungen so gut wie fast nie schläft, wenn ich bedenke, welche Sendeuhrzeit seine Mails manchmal anzeigen und ganz zu schweigen von all seinen Terminen, Büchern, Kursen und Treffen. Wie war noch mal sein Jahrgang? Von dieser Energie würden wir alle, denke ich, gerne etwas abhaben wollen.

Lieber Heinrich, ich glaube wir müssen uns mal über eine „Dr. Heinrich Zeeden Nosode D 100 Mio." oder den „Zeedeneffekt D 100.000" unterhalten.

Die HOM KIN Mittel können per Stirnstrich, aber auch mit Alphatechniken appliziert werden, welche Dr. Zeeden in seinem Buch und Kurs „Alphatechniken in der Praxis" genaustens beschreibt. Alle Mittel können bei verschiedenen Apotheken bestellt werden.

Die Anwendung des Stirnstriches am Tier kann in verschiedenen Praktiken durchgeführt werden, direkt am Tier oder auch mit unterschiedlichen Surrogat - Varianten, wie z.B. am Menschen für das Tier, an einem Akupunktur Tiermodell oder Stofftier, auf einem gezeichneten Tierkopf, auf ein Foto vom Kopf des Tieres, aber auch mental. Denn nicht an jedem Tier ist der Stirnstrich physisch möglich bzw. wird seitens des Tieres nicht immer zugelassen. Es gibt noch viele andere Möglichkeiten und Techniken homöopathische Mittel, Substanzen und Intentionen zu übertragen, wenn nicht mental, dann aber oft mit anderen Hilfsmaterialien oder Geräten - aber der Stirnstrich ist genial, den Daumen hat (fast) jeder immer dabei und damit kann überall schnell gearbeitet und eingestrichen werden. Letztlich kann man den Stirnstrich auch mental applizieren.

Dieses Buch regt auch zum Nachdenken an, ob physische und psychische Symptome sinnvollerweise mit einem anderen Ansatz angegangen werden sollten, mit der Therapie der gefundenen Ursachen. Ein Ziel könnte somit die Reduktion der Medikamentengaben sein zugunsten der Stärkung der Eigenregulation des Körpers.

Mögen sich durch die HOM KIN die Möglichkeiten und Grenzen der Tierheilung zum Wohle unserer Lieblinge erweitern.

In Liebe, Veronika Hagestedt
Ganderkesee, März 2024

Für meine Inspirator*innen

Tierheilpraktikerin Sonja Reißner,
Lisa Reißner,
Tierkinesiologin Veronika Hagestedt,
Christel Kretzer,
Dr. med. vet. Dieter Gruber,
Dr. med. vet. Hartmut Löttgen,
Dr. med. vet. Armin Stutz

In 2023 und 2024 erschienen:

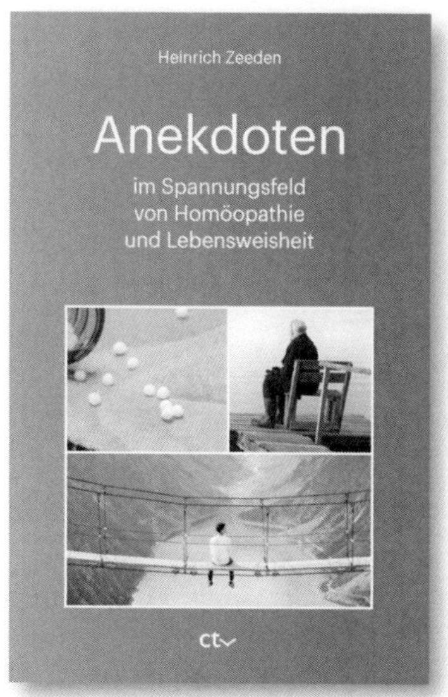

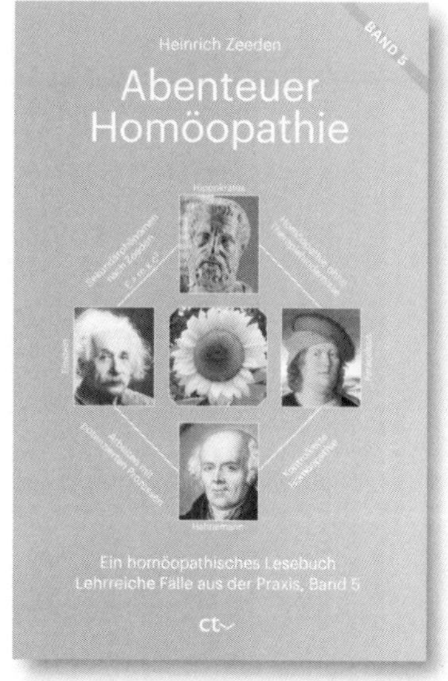

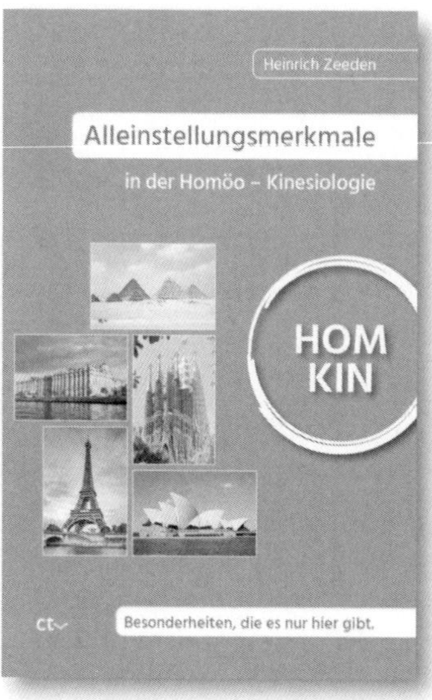

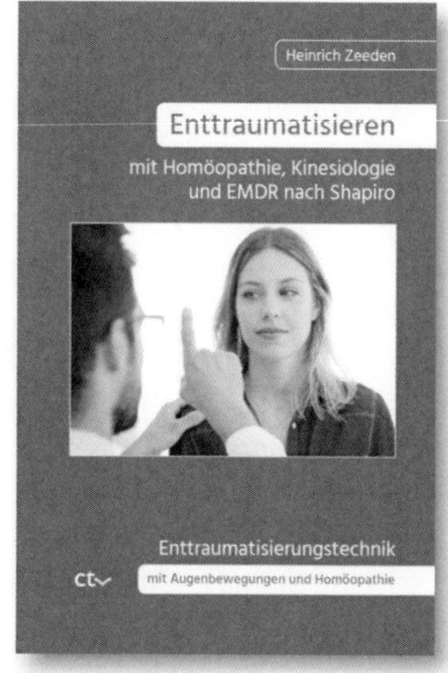

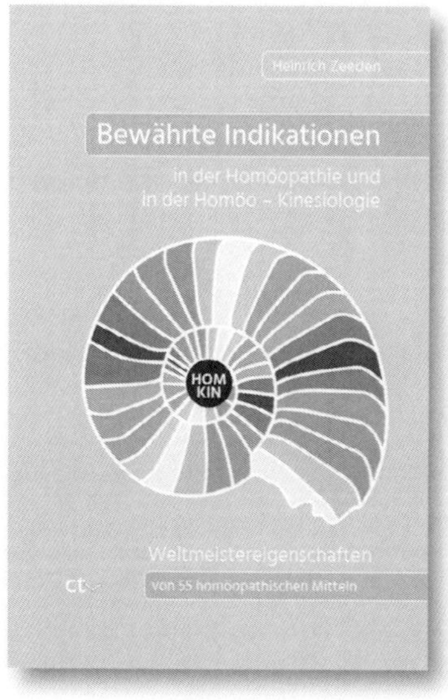

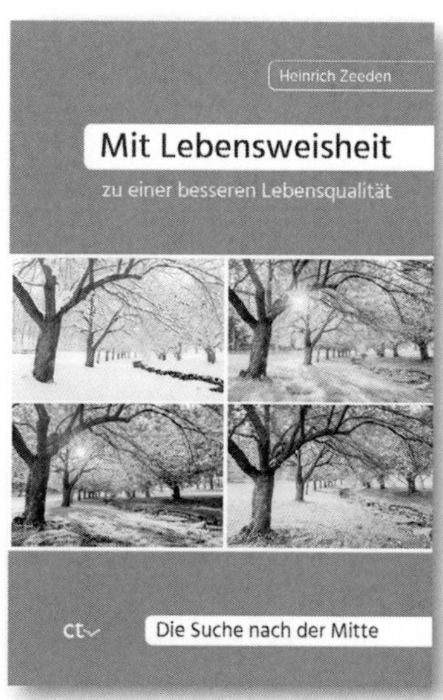

QR-Code mit den Smartphone einlesen.
Sie gelangen zu folgender Internet-Seite:
www.ctv-verlag.de/buecher/buecher-von-heinrich-zeeden

Einfach auf Rechnung bestellen.
Per E-Mail an: info@ctv-verlag.de

Diese und alle weiteren Bücher finden Sie unter folgender Adresse:

www.ctv-verlag.de/buecher/buecher-von-heinrich-zeeden

Inhaltsverzeichnis

Inhaltsverzeichnis Teil 9, Besonderheiten

Teil 1
Die Fälle

Fall (01) – Ein wildes Pferd wird zahm

Am 23.05.2023 erhalte ich diese Nachricht per E-Mail:

„Sehr geehrter, lieber Herr Zeeden,

es gibt wundervolle Neuigkeiten. Ich habe ein Pflegepferd, welches ausschlägt beim Hufe auskratzen. Instinktiv habe ich mit meinem Hatorpendel mit dem Auftrag: Übertrage jetzt auf alle feinstofflichen Körper von Max den **Trauma Komplex Z** mit folgenden Inhalten eingependelt.

Ich hatte nur ein paar Haare von Max über denen ich gependelt habe, das Pendel hat bestimmt 45 Minuten gedreht, danach habe ich auf selbige Weise dem Pendel den Auftrag erteilt, übertrage jetzt auf alle feinstofflichen Körper von Max den **Zuversichts Komplex Z**. Am nächsten Tag im Stall war es das Normalste der Welt, die Hinterhufen auszukratzen.

Ich habe mich soooo unendlich gefreut für den kleinen Max, jetzt können wir ganz anders arbeiten. Vielen Dank, Herr Zeeden. Dann hätte ich noch eine Frage: Hätten sie nicht Lust, mal was gegen Schnecken zu kreieren, so etwas wie „Schneck weg" oder so? Und dann wäre es noch schön, wenn Sie so was Tolles wie „Fülle und Wohlstand annehmen können auf allen Ebenen der Existenz des Seins", oder gibt es das bereits bei Ihnen?

Ganz liebe Grüße mit ganz großer Dankbarkeit verbunden Ihre Christine H."

Fall (02) – Kranke Tiere werden gesund durch Strahlenabwehr

Am 24.05.2023 berichtet mir eine befreundete Heilerin aus der Schweiz Folgendes:

2021 klagte ein Bauer meiner befreundeten Heilerin Maria sein Leid. 20 seiner 21 Tiere im Stall wären krank.
Maria machte eine Prüfung und erkannte, dass die Ursache ein Stromverteiler sei, der in der Nähe des Stalles aufgebaut worden war. Nachdem sie als Ursache der Krankheiten eine Strahlenquelle gefunden hatte, galt es nun, diese – in diesem Fall negativ wirkende Strahlen – zu neutralisieren.

Hierfür fand sie den **Strahlenschutz Komplex Z**.
So stellte sie in jede Ecke des Stalles ein Röhrchen mit Strahlenschutz Komplex Z.

Nach einiger Zeit kam sie wieder bei dem Bauern vorbei und erkundigte sich nach dem Wohlbefinden seiner Tiere. Der Bauer berichtete erfreut, dass nun alle seine Tiere wieder gesund wären, die Therapie mit dem Strahlenschutz hatte anscheinend gut geholfen.

Fall (03) – Ein Pferd wird auf Platz 1 positioniert

Eine 8-jährige westfälisch gezogene Stute ist erfolgreich im Springsport bis Klasse S (3 Sterne). S steht für schwer und hier gibt es nur noch 4 und 5 Sterne (S).

Mein Freund Hartmut berichtet mir am 24.05.2023 fernmündlich über den Verlauf der Stute Folgendes:

„Die Stute war in den letzten Wochen sehr unruhig in der Box und schwitzte sehr schnell bei der Arbeit. Die Turnierleistungen waren nur mäßig und für den Reiter enttäuschend. Eine Blutprobenuntersuchung zeigte keine auffälligen Befunde. Alle Werte lagen im Normbereich. Daraufhin habe ich Ihre Komplexmittel radionisch untersucht (Mars 3 von der Fa. Copen). Folgende Komplexe zeigten Resonanz:

Rücken Standard Z
Selbstwert Komplex Z und
Nerven Komplex Z.

Nach dem radionischen Überschwingen dieser drei Komplexe wurde das Pferd nach 3 Tagen wieder in einem S - Springen eingesetzt und war wieder erfolgreich platziert. Die Stute war ruhiger und zufriedener im Parcours und im Stall. Die Leistungen zeigten eine deutliche Verbesserung!"

Überlegungen zum Fall

Über eine radionische Übertragung kann man die Komplexe dem Pferd zugänglich machen, ohne Globuli zu verwenden.

Anscheinend hatte die Wirkung sehr schnell eingesetzt, denn der Reiter konnte den Unterschied zwischen vorher und nachher gut spüren und dem hilfreichen Kollegen mitteilen.

Fall (04) – Ein hinkendes Pferd reagiert auf Homöopathie

Anamnese vom 21. 03. 2018

Beate berichtet von ihrem Pferd „Pfeffer", Pepper, das hinkt. Sie bittet um homöopathische Hilfe. Sie kommt über Schweizer Freunde zu mir, die ich in Indien kennen gelernt hatte.

„PEPPER läuft eigentlich schon immer auf der Hinterhand schlecht. Er wird aber erst 9 Jahre alt im Mai! Er zieht sein linkes Hinterbein nach, raspelt so den Huf extrem am Boden ab und läuft mit einer Rundbewegung und nicht mit dem Fuß gerade nach vorne.

Wir haben ihn bereits einmal unter Schmerzmittel gesetzt, aber eigentlich keinen Erfolg erzielt. Als er 4 Jahre alt war, hat ihn ein Arzt aus Italien geröntgt und bereits damals eine leichte Arthrose festgestellt. Gestern war ich nun bei meinem Tierarzt zum Röntgen und es hat sich herausgestellt, dass er im linken Sprunggelenk Spat hat. Das ist Arthrose.

Wenn nur das mittlere Gelenk betroffen ist, hat er zwar Schmerzen, aber wenn sich das ganze Gelenk verknorpelt hat, wird es steif und er wäre dann schmerzfrei. Das würde noch einige Monate bis ca. 2 Jahre dauern, aber kann auch „künstlich" beschleunigt werden. Auf dem Röntgenbild hat man aber gesehen, dass die „Wucherungen" bereits auf das obere Gelenk gehen, und das sei für ein Pferd nicht mehr vertretbar. Wenn dieser Teil des Gelenkes versteift, dann kann das Pferd nicht mehr laufen.

Im Moment hätte PEPPER gemäß Tierarzt an einem guten Tag Schmerzen Stufe 5 bei einer Skala von 1-10!!

Ich habe ihn wieder mit nach Hause genommen und gebe ihm Schmerzmittel, bis ich ganz sicher bin, was ich mit ihm machen werde. Reitbar sei er nicht mehr, respektive nur noch an einem sehr guten Tag, und dann auch nur im Schritt. Ich müsse das von Tag zu Tag entscheiden.

In den letzten Tagen war es sehr schubweise. Teilweise stand er nur auf 3 Beiden da und wollte auch nicht mal mehr spazieren gehen. Er steht in einem offenen Stall und hat 24 Stunden Bewegung. Aber auch da steht er oft im Futterstand, da er dort geschützt ist und seine Ruhe von den anderen Pferden hat. Hat er einen guten Tag, dann spielt er auch mal mit den anderen. Ich hatte selbst in den letzten Tagen ein schlechtes Gefühl, was seine Gesundheit angeht. Und doch möchte ich für ihn nur das Beste!!!"

Am 22. März 2018 gebe ich diese Empfehlung.

Nach einem kinesiologischen Test an einer Schweizer Teilnehmerin in Indien kommen diese Mittel in Betracht:

Psycho Komplex Z,
Gelenk Standard Z,
Muskel Komplex Z,
Natrium sulf. D 30,
Ignatia D 100 Mio.,
Ahnenerlösung D 30 und
Verletzungs Komplex Z.

Verlauf vom 22. Mai 2019

„Seit ich ihm deine Mittel gebe, geht es ihm viel besser. Er springt auf der Weide herum und ist total fit. Nach dem ersten Tag dachte ich, er soll das Leben heute noch genießen und wenn er morgen wieder auf 3 Beinen läuft, ist es halt vorbei. Aber er konnte einen wundervollen ersten Tag auf der Weide genießen.
Ich habe ihn sogar letzten Samstag zum ersten Mal wieder geritten. Nur eine 40-minütige Runde im Schritt, er lief supergut und voller Elan.
Ich muss dir ganz ehrlich sagen, dass ich sehr überrascht bin. Natürlich freue ich mich sehr für ihn und doch bin ich so verunsichert. Was denkst du, wie es weitergehen wird? Die Arthrose ist ja da und die Verknorpelung ist bereits im oberen Gelenk nachgewiesen, das nicht versteifen darf. Konnte dieser Vorgang gestoppt werden, oder wird er einfach verlangsamt? Wie muss ich mir das vorstellen? Was kann ich weiterhin mit ihm machen?

Ich kann ihn im Moment nur von meinem Ersparten bezahlen, was auch irgendwann zu Ende ist. Da er eigentlich nicht reitbar ist, kann ich auch keine Reitbeteiligung organisieren, die mir monatlich etwas dafür bezahlt, geschweige dann ihn verkaufen.
Aber ich muss sagen, dass ich nicht jeden Monat so viel Geld (Fr. 900.00) ausgeben kann für ein Pferd, das ich nicht mehr reiten kann. Natürlich hoffe ich sehr, dass ich eine gute Lösung finde und er bei mir bleiben kann und ich ihn wieder reiten kann.

Kannst Du dazu was sagen?"

Antwort, Prognose für Pepper, 22. Mai 2018.

Pepper geht es also wieder gut, und Du kannst sogar auf ihm im Schritt reiten! Eine sehr schöne Entwicklung!
Was passiert ist? Die Arthrose ist doch da und verschwindet nicht einfach?
Aus meiner Sicht und Erfahrung spielt die Arthrose für die Schmerzen im Gelenk nicht die geringste Rolle. Wenn die Arthrose die Ursache der Schmerzen wäre, dürften die Gelenkschmerzen bei Mensch und Tier ja gar nicht weggehen, denn die Arthrose geht ja auch nicht weg.

Also, weil die Hirnhautverziehung der Wirbelsäule, eine lokale Entzündung und eine Übersäuerung die Ursachen für Schmerzen sind, kann man die Schmerzen dauerhaft beheben, mit den Mitteln, die du ja auch verabreicht hast, erfolgreich, wie Du schreibst. Ich freue mich darüber riesig! - und daher reicht es aus, die Globuli zu geben, etwas Base geben (Natrium bicarbonat), damit es nicht zur Übersäuerung kommt, und bei Wiederauftreten der Schmerzen dann wieder die tägliche Gabe der Globuli starten.

Meine Prognose, mit etwas Glück kann er noch ein bis zwei Jahre schmerzfrei bleiben.

Falls meine Globuli eines Tages nicht mehr reichen sollten für die Schmerzminderung, gibt es von der Firma VitOrgan noch NeyArthros Stärke 2 und NeyChondrin Stärke 2. Mit diesen Präparaten kannst du deinen Pepper wieder einige Jahre schmerzfrei halten.

OK, jetzt weißt du, was ich über die Bedeutung der Arthrose denke, und dafür habe ich extreme Beispiele, die mich mit der Nase darauf gestoßen haben, dass die Arthrose nicht die Ursache von Schmerzen sein kann.

Nach Gelenk OP sind die Schmerzen ja oft auch wieder weg, aber nicht, weil die Arthrose weg ist, sondern weil das Gelenk weg ist und nicht mehr mit Übersäuerung und Entzündung im Metall reagieren kann.

Verlauf vom 09.12.2019

Am 09. 12. 2019 erhalte ich diese erfreuliche Mail über den Verlauf von Pepper.
„Vielen herzlichen Dank für Deine Nachfrage, worüber ich mich sehr freue!!
Pepper ging es weiterhin sehr gut. Ich habe ihn ab und zu geritten, jedoch leider nicht mehr so viel Zeit für ihn gehabt.
Deshalb habe ich mich schweren Herzens entschieden, ihn an eine Bekannte, die bereits einen Halbbruder von Pepper besitzt, zusammen mit meines Ex-Manns Pferd abzugeben. Dies war bereits im Herbst 2018. Mir war wichtig, dass er einen guten Platz mit viel Auslauf aber keinen Sport hat. Nun steht er in Basel auf einem Bauernhof, zusammen mit Classy, mit der er seit Klein auf zusammen war und wird von einem Teenagermädchen geritten.
Ich habe ihn vor 3 Monaten besucht, es geht ihm blendend, er hatte nie mehr Probleme mit seinem Bein. Es war ein sehr emotionaler Besuch, ich musste so fest weinen, denn er war immer für mich da und nun gab ich ihn einfach so weg.... Mit dem Tierarzt habe ich nicht mehr gesprochen, da ich nie mehr bei ihm war :-).
Ich danke Dir nochmals für all Deine Hilfe!!! Ich staune immer noch."

Überlegungen zum Fall

Erstaunlicherweise kann man viele Gelenkschmerzen, die mit einer röntgenologisch sichtbaren Arthrose einhergehen, dadurch schmerzfrei bekommen, indem man die Übersäuerung, die lokale Entzündung und die Hirnhautverziehung behandelt. Ergänzend kommen noch Muskel Komplex Z und Gelenk Standard Z hinzu. Das reicht oft, um Gelenke Jahre lang schmerzfrei zu halten. Als Zusatztherapie hat sich in schwierigen Fällen die intraartikuläre Injektion mit Organpräparaten der Firma VitOrgan bewährt.

In diesem Fall war eine Art Einmalbehandlung ausreichend, um das Problem für wenigstens 1¾ Jahre dauerhaft zu lösen.

Fall (05) – Der Schäferhund Danay springt wieder

Am 18.06.2023 erhalte ich eine schöne E-Mail von meinem Freund Gerd aus Rheinland – Pfalz.

„Lieber Heinrich,
Ich muss Dir von einer wundersamen Heilung berichten.

Wie du dich bestimmt erinnerst, habe ich zwei weiße Schäferhunde. Gut, die Kerlchen werden bald 10 Jahre alt, und ich gestehe ihnen hin und wieder ein gewisses „Unwohlsein" zu - keinesfalls irgendwelche pathologischen Besorgnisse notwendig. Da ich zu den beiden eine fast nicht mehr normale Bindung habe, stelle ich natürlich sofort Veränderungen fest und ich kann mich einbringen.

Nun war es seit einiger Zeit so, dass einer von den Beiden - Danay - Schwierigkeiten bekam, ins Auto zu hüpfen und er schaffte es ohne Hilfestellung nicht mehr selbstständig. Nun ist mir bekannt, das Danay seit Geburt eine, seinerzeit nicht erwähnenswerte oder besorgniserregende, HD-Symptomatik auswies.

Kurzum - ich habe beide ins Auto gepackt und bin zu einer Tierheilpraktikerin gefahren, die dann unterschiedliche gesundheitliche Beeinträchtigungen über eine Bioresonanz Analyse festgestellt hat. Sie arbeitet auch osteopathisch und auch mit E - Akupunktur sowie mit Magnetfeldtherapie. Sie sagte mir dann, dass das Hüftleiden bei Danay so weit fortgeschritten ist, dass sie osteopathisch nichts mehr richten könne. Solche Aussagen lasse ich ja natürlich nicht gelten und habe die Sache selbst in die Hand genommen und mit Unterstützung von Daniela haben wir herausgefunden, welche homöopathischen Mittel beide benötigen, und diese streiche ich zwei Mal täglich ein. Danay bekommt demnach den **Gelenk Standard Z**, **Rücken Standard Z** und **Gerd Sturz vom Baum D 30**.
Letzteres wird Dir nicht viel sagen, jedoch, als ich vom Baum gestürzt war, war dies für Danay ein traumatisches Erlebnis - er hat sich einfach meinen seinerzeit zugezogenen Beckenbruch zu eigen gemacht. Beide bekommen noch weitere Mittel - auch gegen Entzündungen - usw.

Ich komme nun mal zum Schluss: Danay hat es gestern und heute wieder geschafft, ohne meine Hilfe ins Auto zu hüpfen und dafür bin ich grenzenlos dankbar.
Dankbar, dass uns das Universum die Gabe gibt und unserer Mutter Erde, dass sie uns natürlich Heilmittel zur Verfügung stellt. Natürlich gilt auch Dir mein großer Dank, dass ich Dich und deine Methode erlernen durfte und anwenden kann. Danke auch an Daniela, dass sie uns miteinander bekannt gemacht hat.

Danke für deine supertollen Bücher, welche ein hilfreicher Meilenstein für die Anwendung heilender Heilpflanzen sind.

Lieber Heinrich: Danke, dass es Dich gibt. Alles Gute für Dich und vielleicht verschlägt es dich ja bald mal wieder in den schönen Westerwald, was mich riesig freuen würde.

Liebe Grüße

Gerd K."
18.06.2023

Fall (06) – Gelenkschmerzen beim 3 Jahre alten Hengst

Eine gute Bekannte und innige Freundin fragte Ende Juni nach einem Therapievorschlag.
„Eine Patientin von mir hat einen 3-jährigen Hengst, der unter Gelenkproblemen wegen Borreliose leidet. Antibiotika haben ihm im Magen zugesetzt...
Hast Du Erfahrung mit Tieren?
Ich erinnere **Energiefeld D 30**, **Zeckennosode D 30**, **Gelenk Standard Z**. Oder sollte ich die Besitzerin mit den Stirnstrichen behandeln?
Bitte sag mal was dazu.
Herzlich, Theresia"
29.06.2023"

Für die Gelenkprobleme bei Pferden - Knie, Sprunggelenke oder Hüften stelle ich mir diese Mittel als hilfreich vor:

Gelenk Standard Z,
Muskel Komplex Z und
Patellaführung D 30.

Verlauf:
Anscheinend sind die Gelenkschmerzen so weit verschwunden, dass das Pferd jetzt wieder richtig laufen kann.

Fall (07) – Augeninfektion verschwindet rasch nach Augen Komplex Z

Der Apotheker Stephan, ein langjähriger Freund von mir in der Schweiz, hat einen Bernhardiner – Senn Hund. Dieser 6 Jahre alte Hund hatte am 17.09.2023 plötzlich eine Augenentzündung rechts bekommen, und da Stephan keine Augentropfen zuhause hatte, hatte er dem Hund **Augen Komplex Z** eingestrichen. Nach 30 Minuten noch einmal der nächste Stirnstrich, und 10 Minuten später war das Auge wieder klar. Er konnte es kaum glauben, aber war sehr angetan von dem schnellen Ergebnis.

Fall (08) – Mücken stechen nicht mehr

„Aus dem Spanienurlaub mit Ingrid, von der ich Dich auch ganz herzlich grüßen soll, kann ich über ein Sekundenphänomen berichten", schrieb mir mein Freund Gerd.

„Nachdem uns die Mücken geplagt hatten – Ingrid mehr als mich – hatte ich uns
geröstetes Mückenpulver D 30 per Stirnstrich appliziert. Danach war ich in den Fahrstuhl gemeinsam mit einer Mücke eingestiegen. Sie wollte mich attackieren, hielt aber dann doch erstaunlicherweise respektvoll Abstand. Sie setzte sich auf das Bedienungsdisplay, auf welchem ich die Fahrtrichtung eingeben wollte. Als ich mich mit der Hand näherte, ging sie auf Distanz. Ich versuchte mich langsam zu nähern und ich konnte sie hin und her dirigieren mit gleichbleibendem Abstand, als würde man zwei Magnete mit ihren Gegenpolen bewegen. Ein beeindruckendes Erlebnis, welches ich Dir gerne schildern wollte. Auch wurden wir danach im ganzen restlichen Urlaub nicht mehr von Mücken belästigt."

Fall (8a) – Die Mücken sirren nicht mehr, Jakobsweg, 2014

Im Bistro Buenos Aires (den „guten Lüften") in einem Altstadtgässchen aßen wir zu Abend, bestellten ein Pizzabrötchen, obwohl wir schon vom Kaffee satt geworden waren. Wir schlenderten zum Strand, der sich hier zum Meeresarm hin öffnet, und setzten uns windgeschützt ins Strandcafé, wo wir flüssigen Kakaopudding bestellten. Eine Flüssigkeit, an die ich mich erst noch gewöhnen sollte, denn letztes Jahr war das noch mit Überwindung verbunden, dieses Getränk anzunehmen.

Die Mücken von Laredo

Nachts war das Fenster offen, und die Mücken stürmten herein, um sich auf uns zu stürzen, oder uns wenigstens eine Art Einschlafmusik zu geben, nicht ahnend, dass das aggressive Summen zum Einschlafen ungeeignet ist.

Wie also das laute Sirren stoppen? Meine Begleiterin strich sich also geröstetes **Mückenpulver D 30, D 200** und **D 1000** ein, sowie **Flug- und Landeverbot D 30, D 200** und **D 1000**.

Danach hörte sie die Mücken zwar noch, konnte ihnen aber keine Bedeutung mehr beimessen, sodass ein Bewusstseinswandel stattgefunden haben wird, der sie befähigte, trotz Mückensummen einzuschlafen. Auch an einen Stich konnte sie sich am nächsten Morgen nicht erinnern.

Erstaunlich, wie man auf energetischem Wege Lösungen finden kann, die sich im konventionellen strukturellen Bereich als problematisch erweisen.

Fall (09) – Ein humpelnder Elefant am Fluss Chobe in Botswana

Das erste Tiererlebnis mit Heilungsaspekten in Botswana hatten wir im Jahre 2006, als wir am Fluss Chobe mit dem Boot unterwegs waren.

Auf dem Rückweg von zwei weiteren Herden, die wir wohl an einer Flussdurchquerung hinderten, plus drei Flusspferden, deren eines zum Schluss gähnte, konnten wir die gleiche Herde von ca. 30 Elefanten gegen den roten Abendhimmel nach Westen weiterziehen sehen.

Der letzte Elefant, der auch zurückgeblieben war, schien zu humpeln. Mit der HNO - Ärztin Christine stand ich am Ufer des Chobe und wir beobachteten die Elefanten. Der letzte war etwas hinter der Herde, und als wir genau hinsahen, in ca. 200 Meter Entfernung, sahen wir, dass der letzte Elefant humpelte. Wir dachten, vielleicht hat er einen Stachel im Fuß, Christine machte den Fingertest und sagte – ja. Und er braucht Ledum D 1000? - Christine: Ja.
Daraufhin streckte ich meine Hand aus und ließ **Ledum D 1000** in Richtung des Elefanten fließen. Der blieb dann plötzlich stehen, als ob er nachdenken würde, ließ dann Dung ab, dachte noch eine Weile nach, und als er dann erneut als letzter der großen Herde nachlief, konnten wir sein Humpeln nicht mehr wahrnehmen. Ich fragte Christine: „Siehst du auch etwas, was man kaum glauben kann?" Christine: „Ja. Er humpelt ja gar nicht mehr."

Danach lief er den gemeinsamen Weg und schien die Herde einzuholen zu wollen.

Der Sonnenuntergang färbte das Wasser des Chobe blau und violett, es war eine Stimmung von Frieden und Stimmigkeit, die die Farben, das Plätschern des Wassers und der Geruch des trockenen Grases hervorriefen.

Fall (10) - Ein Tumor am Ohr einer Rennmaus

1997 war ich als Oberarzt in der Klinik Sonnenblick in Marburg eingestellt.
Die Sekretärin für die physikalische Abteilung war eine junge blonde und sehr freundliche Dame, zwar schweigsam, aber an vielem interessiert. Sie war sehr tierlieb und hatte auch einen Langhaardackel, der immer kräftig bellte, wenn ich zu Besuch kam. So hatte sie also auch Mäuse gekauft und freute sich an einem Pärchen.

Eines Tages bemerkte sie am Ohr einer Maus eine Wölbung, die wie eine Erbse aussah. Der konsultierte Tierarzt sagte, es sei entweder eine Warze oder ein Tumor. Eine Tumoroperation kostete damals 100 DM, die ganze Maus hatte jedoch nur 30 DM gekostet, sodass sie die Operation gerne vermieden hätte.

In dieser Lage kam sie zu mir und fragte, ob man hier auch homöopathisch etwas erreichen könnte.

Damals hatte ich noch keinen kinesiologischen Test zur Verfügung und konnte also zwischen Warze und Tumor auf energetischer Ebene nicht unterscheiden. Mir kam die ganze Geschichte jedoch eher wie ein Tumor vor, und so verordnete ich Conium, ein bekanntes Tumormittel, ein Globulus der Potenz D 200. Thekla kaufte also **Conium D 200** von der DHU, und verpackte ein Kügelchen im Käse, den die Maus auch willig fraß.

Als nach 10 Tagen immer noch nichts passierte, dachte sie, eine zweite Dosis wäre jetzt genau richtig und verpackte wieder einen Globulus im Käse, den die Maus aber liegen ließ! Die Maus wusste also genau, dass ein Kügelchen völlig ausreichend war, um alles auszuheilen. Ein enormes intuitives Wissen im Tierreich!

Am 18. Tag nach der ersten Gabe von einem Globulus **Conium maculatum D 200** - dem gefleckten Schierling, an dem Sokrates gestorben war - kam die erfreuliche Nachricht, der Tumor ist abgefallen, und das Ohr ist wieder normal.

Wunderbar, dass Homöopathie, also Energiemedizin, auch im Tierreich nach den gleichen Regeln funktioniert, wie Hahnemann sie beim Menschen etabliert hat.

Fall (11) - Die Enttraumatisierung eines Pferdes

Am 04. März 2004 erzählte mir die Ergotherapeutin und Kunsttherapeutin Frau Constanze, dass sie in der Nähe von Hitzkirchen einen Pferdehof habe. Dieser Pferdehof werde von ihrer Tochter gemanagt. Außerdem habe ihre Tochter noch eine Halbtagsstelle als Physiotherapeutin, sodass sie ständig überlastet sei und sicherlich daher Schulterschmerzen habe.

Nach einer Sitzung am 13.04.2004 wegen dieser Schulterschmerzen der Tochter Nora kamen wir auf ihr Pferd Wendo auf ihrem Hof zu sprechen, das Schwierigkeiten macht.

Dieses Pferd will schon seit vier Jahren nicht mehr in die Umzugskiste, also in den Anhänger steigen. Wenn man es versucht, kommt es zu Unruhe, Schweißausbruch und Widerstand. Seine Symptome waren angstgeweitete Augen, Schweiß am ganzen Körper und Koliken.

Der Beginn der Symptomatik fällt auf ein Datum von vor vier Jahren, als es einmal mit Gewalt in einen Anhänger hineingeschoben wurde und die Fahrt nur sehr schlecht vertragen hatte.

Ich nahm also an, dass das Pferd ein Trauma durchgemacht hatte. Dieses Trauma löste nun die Angst vor dem Anhänger aus, sodass es mit einer vegetativen Symptomatik antwortet.
Bei Annahme eines Traumas war das Mittel der Wahl natürlich Opium, das ich damals in der C 1000 gab.

Diese Therapie wurde nicht durch Globuli bewerkstelligt, sondern durch eine Visualisierung. Diese mentale Applikation von **Opium C 1000** war offensichtlich in der Lage, den alten Schock aufzulösen.

Da Mutter und Tochter anschließend an unsere erfolgreiche „Schultersitzung" nach Hause fuhren, konnten sie sich sofort davon überzeugen, dass die Therapie mit Opium C 1000 als „mentale Applikation" gut gewirkt hatte.

Bei der nächsten Gelegenheit konnte das Pferd dann wieder problemlos in den Anhänger gehen, nachdem es durch Opium C 1000 enttraumatisiert war. Auf diese Weise konnte dem Pferd geholfen werden, ohne dass ich das Pferd selbst gesehen hätte.
Eine mentale Therapie liegt dann vor, wenn man nur durch Gedankenkraft oder durch gedankliche Vorstellung etwas bewirkt.

Fall (12) – Die Spatzen von Bilbao, Spanien, Jakobsweg

Nach unserer Ankunft in Spanien im Jahre 2014 saßen wir an unserem ersten Tag in einem Park von Bilbao im Schatten von Büschen und aßen Brot, Banane, Gurke und Radieschen. Fünf Spatzen pickten vor uns Krümel auf, bald waren es zwölf.

Dic Spatzen von Bilbao

Einer dieser Spatzen im Park von Bilbao kroch auf dem Bauch. Er schlug mit den Flügeln, um voranzukommen. Er konnte die Beine hierzu nicht verwenden, weil irgendetwas nicht stimmte. Sein Gefieder war zerzupft, man sah zwei rundliche Wunden im Federkleid, als ob ein Raubvogel ihn zweimal angepickt hätte. Nun konnte er also nicht mehr auf seinen Füßen stehen.

Wir gaben mit unseren Handflächen **Energiefeld D 30** und **vollkommene Gesundheit D 100 Mio**. Nach wenigen Sekunden begann der Spatz, wieder seine Füße zu gebrauchen, erst konnte er sich nur etwas vom Boden erheben, dann aber war er wieder Herr seiner Füße. Es sah so aus, als ob er nun vier große Freudenhüpfer machte, die er genau vor uns vollführte, bevor er mit den anderen Spatzen wegflog und anscheinend einen Teil seiner Gesundheit zurückerhalten hatte. Alles ging so blitzschnell, in etwa 10 Sekunden oder weniger, dass meine Begleiterin fragte, ob das eine Illusion gewesen sei, die sie gerade miterlebt hätte, oder ob das wirklich ein Teil der Realität gewesen sein könnte? Sie hatte gesehen, wie ein Vogel am Boden kroch und dann aufstand, vier riesige Sprünge machte, richtig hoch, sodass man seine Freude über die wieder erlangte Funktionsfähigkeit sehen konnte und schon war er – schwupps – weggeflogen, als sei alles nur ein energetischer Spuk gewesen. Es war keine Illusion, wir waren Zeugen eines blitzschnellen Heilungswunders geworden.

Wir nahmen das als ein gutes Startzeichen für die nächsten Tage, in denen wir uns aus Stadtmenschen in Camino Pilger verwandeln wollten.

Fall (13) – Die sprechende Gans, Jakobsweg

Auf unserer Wanderung auf dem Camino del Norte im Jahre 2014 kamen wir an einer Wiese vorbei, auf der wunderschöne Gänse spazieren gingen. Alle Gänse kamen aus Neugier zu uns an den Zaun und erhielten alle **Energiefeld D 30**. Danach zogen die meisten Gänse wieder ab, nur eine einzige Gans blieb beharrlich am Zaun stehen, als ob sie noch mehr von meiner Energie bekommen wollte. Sie schien von dieser Energie ganz angetan zu sein. Etwas scherzhaft fragte ich sie auf Deutsch, ob sie noch mehr Energie haben möchte. Als sie nicht antwortete, sagte ich: „Du bekommst noch mehr Energie, aber du musst da schon „bitte, bitte" sagen." Wie auf Kommando antwortete die Gans mit einem gutturalen Laut, der auf Gänserisch offensichtlich bitte, bitte heißen sollte und erhielt dann „zur Belohnung" eine weitere Minute Energiefeld D 30 über meine Handflächen appliziert.
Diese unerwartete sprachliche Kommunikation mit einer Gans war sehr berührend.

Fall (14) – Schafe und Zebras interessieren sich für das Energiefeld

Ebenfalls auf dem Jakobsweg 2014 sahen wir früh morgens beim Aufbruch eine kleine Herde von acht Schafen weiden. Auch hier gab ich **Energiefeld D 30**, und offensichtlich bemerkten die Schafe diese Energie, denn alle acht hörten auf zu grasen und richteten ihre Köpfe in meine Richtung. So konnte ich ein einmaliges Foto von dieser Ausgerichtetheit auf einen Energiepunkt machen und die außergewöhnliche Szene fotografisch festhalten.

Das gleiche passierte auch auf einer Insel im Okavango Delta, wo ich eine Herde Zebras mit Energiefeld D 30 beglücken konnte. Auch diese Tiere hörten auf zu grasen und sahen alle in meine Richtung. Unser Reiseleiter Joe, ein Afrikaner aus Zimbabwe, war sehr erstaunt und meinte: „Aha, Heinrich spricht mit den Tieren, und diese können ihn verstehen. Sehr erstaunlich."

Fall (15) – Der humpelnde Hund Tokolos, Namibia

Der Hund Tokolos
2008 befand ich mich mit Freunden auf einer Rundreise durch Namibia. An einer Tankstelle kam ein Hund angehumpelt, sobald unser Toyota auf einem staubigen Platz zum Stehen gekommen war, legte sich in die Nähe der Türe, so dass wir ihn nicht übersehen konnten. Andrea: „Dein nächster Patient ist eingetroffen". Er heißt Tokolos, wie uns die umstehenden Kinder sagen konnten.
Er schnupperte an meinen Händen, wedelte mit dem Schwanz. Mit seinem rechten Hinterlauf humpelte er schwer. Evtl. war er angefahren worden. Also gaben wir ihm zunächst:
Arsenicum album D 100 Mio.,
Agentum nitricum D 1000,
Aconit D 1000 und
Türkis D 100 Mio., für den Schock.

Dann kamen die Beinmittel dran:
Rhus toxicodendron D 30,
Ruta D 30,
Arnica D 100 Mio.,
gesundes Bein D 1000.

Gudrun meinte, als er nur noch wenig humpelte, der Rest käme von der Hüfte. Daher gab ich noch **Natrium sulfuricum D 30**.
Nun lag er dort im Heilschlaf und dachte gar nicht daran, einige Probeschrittchen vorzuführen.

Kurz bevor wir starteten, lief er anscheinend, ohne zu humpeln an uns vorbei. Ursula und Gerdi sahen es mit großem Interesse. Ursula: „Er ging ganz normal".

Fall (16) – Mammakarzinom bei einer Elefantendame

Ebenfalls 2008 waren wir bei einer Tour auf dem Fluss Chobe in Botswana mit dem Boot ans Ufer gestoßen. Eine Elefantenherde zog kurz vor der Dämmerung an uns vorbei, sehr malerisch. Eine Elefantenkuh blieb jedoch mit ihrem Kind stehen, drehte sich so, dass ich ihre linke Seite sehen konnte und verharrte direkt vor unserem Boot. Die Entfernung betrug nur wenige Meter, sodass wir gut in Kontakt treten konnten.

Irgendwann bemerkte ich, dass eine Patientin vor mir stand. Die linke Brust bestand aus einer steinharten Kugel, die an die Eisenkugeln beim Kugelstoßen erinnerte. Offensichtlich ein Mammakarzinom links, das ich mit **Carcinosinum D 200, Mamma suis D 30, Conium D 30** und **Granat D 100 Mio.** behandelte. Nach der Behandlung zog die Elefantenfrau mit ihrem kleinen Baby weiter.

Auch hier sehr berührend, dass die Tiere anscheinend wussten, dass ich gekommen war, um alle Tiere am Wegesrand zu behandeln.

Fall (17) – Elefant mit Narbe neben seinem linken Auge, Botswana

Auf einer frühmorgendlichen Pirschtour im Landrover kam uns ein großer Elefant auf einer schmalen Piste entgegen, so dass wir gar nicht an ihm vorbeifahren konnten. Also blieben wir stehen und warteten, was passieren würde. Wegfahren wäre nur im Rückwärtsgang möglich gewesen, eine Fluchtmöglichkeit hatten wir also gar nicht. Der Elefant kam dann näher, blieb vor dem Jeep stehen, schnüffelte an den Reifen, kam dann genau an die linke Seite des Jeeps, blieb auf Augenhöhe bei meinem Sitz stehen. Ein etwas mulmiges Gefühl beschlich mich, jetzt, wo dieses große Tier mit 4 Metern Risthöhe direkt neben mir stand.
Ich kam mir ziemlich klein vor. Er blieb auf Rüsselnähe stehen. Andrea erkannte, dass er eine Narbe neben seinem Auge hatte. So ließ sich das Auge links therapieren. Wir gaben **Euphrasia D 30, Arnica D 1000, vollständige Gesundheit D 100 Mio.** und **Narbenunterspritzung D 30.** Danach zog er weiter, und unser Weg war jetzt frei und wir konnten ungehindert unsere Tour fortsetzen.

Fall (18) – Impalas im Muhembo Nationalpark

Ebenfalls auf unserer Tour durch Botswana von 2008 stellten sich im Muhembo Nationalpark zwei Impalas an den Wegesrand. Eines hatte wohl ein Kind verloren, meinte Andrea, daher erhielt es Rubin D 1000 per Handstrahlung. Das andere erhielt ebenfalls Rubin D 1000 gegen die Traurigkeit.

Ein Zebra blieb genau vor unserem Toyota stehen, als wir eine Pause machten. Während alle anderen Tiere sich bewegten, stand unser Zebra wie eine Statue still und wartete, bis ich erkannte, dass das mein Patient war. Auch hier schien die Traurigkeit in erster Linie das Problem zu sein, sodass wir die drei Mittel gegen Trauer gaben,
Natrium chloratum D 100 Mio., Rubin D 1000 und **kleiner Bär sc D unendlich**. Nach der Therapie wurde das Tier plötzlich lebendig und gesellte sich zu den anderen Zebras und Impalas, die in der Steppe weideten.

Fall (19) – Argos, der Hund des Odysseus, Homer, Odyssee, 17,290-327, Anagnorisis

In den beiden ältesten Epen des europäischen Festlandes, in der Odyssee und in der Ilias von Homer, finden sich zahlreiche Vergleiche, die sich auf Tiere beziehen. Es gibt aber auch eine anrührende Geschichte des Jagdhundes des Odysseus, Argos, der seinen Herrn nach 20-jähriger Abwesenheit wiedererkennt und danach stirbt, nachdem sein langes Warten sich gelohnt hatte. Da es sich hier um eine der ältesten Tiergeschichten handelt, möchte ich sie kurz, auszugsweise, in der kongenialen Übersetzung aus dem Altgriechischen von Heinrich Voss wiedergeben. Die Sprache ist altertümlich, die Übersetzung sehr genau, und vor allem sind die griechischen Hexameter, die sechs Betonungen jeweils einer Zeile, so wiedergegeben, dass sich die deutsche Übersetzung im griechischen Rhythmus lesen lässt.

„Aber ein Hund erhob auf dem Lager sein Haupt und die Ohren
Argos: Welchen vordem der Leiden geübte Odysseus
Selber erzog; allein er schiffte zur heiligen Troja
Ehe er seiner genoss. Ihn führten die Jünglinge vormals
Immer auf wilde Ziegen und flüchtige Hasen und Rehe:
Aber jetzt, da sein Herr entfernt war, lag er verachtet
Auf dem großen Haufen vom Miste der Mäuler und Rinder,
Welcher am Tore des Hofes gehäuft ward, dass ihn Odysseus'
Knechte von dannen führen, des Königes Äcker zu düngen;

Hier lag Argos der Hund, von Ungeziefer zerfressen.
Dieser, da er nun endlich den nahen Odysseus erkannte,
Wedelte zwar mit dem Schwanz, und senkte die Ohren herunter;
Aber er war zu schwach, sich seinem Herren zu nähern.
Und Odysseus sah es, und trocknete heimlich die Träne.

Aber Argos umhüllte der schwarze Schatten des Todes,
Da er im zwanzigsten Jahr Odysseus wieder gesehen."

Hier sieht man also, dass der Hund Argos weit über das durchschnittliche Hundealter von 12 bis 15 Jahren durchgehalten hatte. Völlig entkräftet liegt er auf einem Misthaufen vor dem Palast, zerstochen und die Haut zerfressen, gewissermaßen in seinen letzten Zügen. Wir sehen, dass der Hund seinen alten Herrn auch nach 20 Jahren sofort wieder erkennt, wir sehen sein Wiedererkennen (Anagnorisis), seine Wiedersehensfreude und seine Erschöpfung, und nach dem emotionalen Erlebnis ereilt ihn der Schatten des Todes.

Anagnorisis heißt wörtlich übersetzt: „Die Wiedererkennung".

Fall (20) – Vorbereitung auf den Abschied eines geliebten Hundes

Vorbereitung auf das Ableben eines geliebten Hundes

Der 14½ Jahre alte Hund heißt Aaron. Aaron ist ein Rüde, ein Labrador - immer hungrig. Falls er so viel zu essen bekäme, wie er möchte, würde er durch die Gegend rollen wie ein Pfannkuchen. Frauchen – wir nennen sie Mama Canina, die Frau mit dem Hundeherz – kann sich aber kaum vorstellen, ohne ihn zu leben und die Tränen fließen jetzt schon, wenn sie auch nur daran denkt, dass er eines Tages ableben könnte.

Also schlage ich vor, wir könnten uns schon einmal jetzt, im Voraus, auf den Abschied vorbereiten, auch wenn er jetzt, da er erst 14 Jahre alt ist, vielleicht noch lange bei ihr bleiben wird und ihr erst eines fernen Tages aus den Augen kommen wird.

Zur Vorbereitung gebe ich das Mittel **Stramonium**, zum Loslassen, in der **D 100 Mio.**
Danach **Familienaufstellung D 1000**, weil er zur Familie gehört.
Für die unglaublich intensive Verbindung zwischen den beiden und dem Gefühl, wahnsinnig zu werden ohne den geliebten Hund, gebe ich **Ignatia D unendlich** für die Trauer, die Lösung einer unlösbaren Verbindung.
Dieser scheinbare Widerspruch ist das Wesen von Ignatia.

Konstitutionell gebe ich **Pulsatilla D 100 Mio.**, auch um die Entschlusskraft zu stärken, durch das Unvermeidliche eines Tages gut durchzukommen.
Schließlich die Liebe zur Heimat und zur Familie: **Calcium carbonicum D 100 Mio.**

Die Trauer um den Verlust – **Natrium chloratum D unendlich**,
und um ein Brechen (einen Bruch?) des Herzens zu verhindern:
Rubin D unendlich und für die Depression, das Gefühl des Alleine Seins:
kleiner Bär sc D unendlich.

Wie reagiert ihr Magen? Mama Canina bekommt Magenschmerzen.

Hierfür gebe ich **Nux vomica D 30**,
Sonnengeflecht D 30,
Merkur Pl D 30 (Verbindung der Hirnhälften) und
alle Meridiane D 30 (Ausgleich für alles).
Schließlich gebe ich noch die
hinderlichen Glaubenssätze D 1000 ein.
Damit die befreienden Glaubenssätze die Überhand bekommen, klopfen wir am
Dünndarm 3 ein:
Es ist gut, wenn Aaron bei mir ist.
Es ist gut, wenn Aaron da ist, wo seine Entwicklung weiter geht.
Ich mache Frieden mit den Gegebenheiten dieser Welt.
Für den Ärger über die Unstimmigkeiten dieser Welt gebe ich jetzt noch das Mittel für die ablehnende Haltung: **Acidum nitricum D unendlich**.

Jetzt hat sie abgeschlossen und kann sehen, wie Aaron im Hundehimmel fröhlich ist, am Knochen nagt und ihr mit den Ohren fröhlich zuwinkt, es wäre dort alles wunderbar, es ist für ihn gesorgt und sie braucht sich keine Gedanken um ihn zu machen.

Der Abschied für das Ableben ist gut vorbereitet. Immer, wenn sie daran denkt, kommt ihr das Bild rein geschossen: Aaron ist im Hundehimmel glücklich.

Fall (21) – Strategie gegen das Bienensterben, Bienen Komplex Z

Das Bienensterben

In einem Artikel von Tom Allhaus in der Zeitschrift „Die Biene" von 2015 berichtet der Autor, ein homöopathischer Heilpraktiker aus Bayern, dass er auch bei Bienen Möglichkeiten sieht, sie durch eine homöopathische Nosode von den Milben zu befreien.

Wissenschaftlicher Hintergrund

Die Milben befallen Honigbienen, saugen ihnen ca. 10 % ihrer Körperflüssigkeiten ab, schwächen hierdurch ihr Immunsystem, verkürzen ihre Lebenszeit und wirken auf sie desorientierend, sodass viele ihren Stock nicht wiederfinden können.

Eine weitere Wirkung besteht in der Übertragung von Viren, die auf Honigbienen pathogen = schädlich wirken. Von 18 bekannten Bienen schädigenden Viren übertragen die Milben nachweislich mindestens fünf Arten. Somit sind sie Überträger von Viren, die ihrerseits die Bienen schädigen. Hierunter befindet sich auch der deformed wing virus. Zitat nach (9, 3) in „die Biene, 2015".

Möglicherweise werden auch schädigende Einzeller durch Milben auf Bienen übertragen, so der Einzeller Nosema apis.

Nomenklatur

Der Befall mit einer Varroa - Milbe wird Varroose (aus Varroa - Zoonose = Varroa - Tierbefall) genannt.

Der homöopathische Ansatz - Similia similibus curentur

Um Milben zu schädigen, bedarf es eines homöopathischen Mittels, das eine starke Resonanz zu dem Tier hat, das es schädigen soll. Diese Resonanz formulierte Hahnemann mit dem berühmten Satz - einer der drei Hauptsäulen der Homöopathie überhaupt - Ähnliches soll mit Ähnlichem behandelt werden, oder lateinisch: Similia similibus curentur. (Selbst wenn er curantur geschrieben haben soll, die Bedeutung des Satzes ist die gleiche). Einmal wäre die Übersetzung von curentur „soll mit Ähnlichem behandelt werden", oder curantur: „wird mit Ähnlichem behandelt".

Während Tom Allhoff die Herstellung einer Nosode empfiehlt, nehme ich statt „Varroa destruens D 30" die geröstete Form, die sich bei Schneckenhäusern und Mücken bewährt hat:
geröstetes Schneckenhauspulver D 30 und **geröstetes Mückenpulver D 30**.
Letztlich ist der Unterschied gering, Nosode ist Nosode, Ähnliches ist Ähnliches, und aus einer abgestorbenen Milbe, geröstet oder nicht, wird eine „Urtinktur" hergestellt, also eine Lösung, in der das ganze Tier enthalten ist.

Dieses geröstete Milbenpulver würde man nun als Tropfenform, als Pulverform (Trituration) oder in Form von Globuli herstellen, und es dann den Bienen einstäuben. Man könnte es aber auch in eine Trinkschale geben, sodass die Bienen die Nosode in einer wasserlöslichen Form einnehmen.

Beide Methoden sollten zum gleichen Ziel führen. Natürlich kann man auch beide Formen der Applikation einmal von außen, einmal von innen, kombinieren.

Die Viren

Bienenschädliche Viren würde ich unter **bienenschädliche Viren Nosode D 30** zusammenfassen und hier die achtzehn bekannten Viren unterbringen, die die Bienen nachweislich schädigen, egal, ob von Milben übertragen oder nicht.

Hierdurch würde die Biene die spezifische Information erhalten: „Vorsicht, diese Viren sind gefährlich, Immunsystem, versuche mal ein Gegenmittel zu entwickeln". So kann man sich den verbalisierten Impuls vorstellen.

Die Einzeller

Nosema apis Nosode D 30 wäre das Mittel, das die Nosema - Einzeller davon abhalten sollte, an Bienen heranzugehen und sie zu schädigen.

Ähnlich, wie Mücken die Information „**geröstetes Mückenpulver D 30**" anscheinend spüren und dann von einem solchen Organismus ablassen, kann man sich analog das Gleiche auch für Milben, Viren und Einzeller vorstellen. In dem Büchlein „Nachdenken auf dem nördlichen Jakobsweg" wird hierfür ein eindrucksvolles Beispiel geschildert (4).

Die dritte Komponente für das Mittel „**Bienenrettung D 30**" wäre also die Nosode von
Nosema apis D 30.

Das Komplexmittel - Bienenrettung D 30 = Bienen Komplex Z

Mischt man also **geröstete Varroa Milbe D 30**, **bienenschädigene Viren Nosode D 30** und **Nosema apis D 30**, hat man ein Gemisch, das gegen drei verschiedene Schädlinge der Biene gerichtet ist und somit von der Idee her in der Lage wäre, dem Bienensterben durch Milben, Viren und Einzeller Einhalt zu gebieten.

Bisherige Ergebnisse

Ein Bericht über das Mittel **Bienenrettung D 30** erreichte mich am 17.02.2024 aus der Schweiz.

„Hallo Maria, ich berichte dir kurz von meinen Bienenvölkern, welchen ich **Bienen Komplex Z** gebe.
Alle Völker sind kräftig und gut durch die Winterzeit gekommen.
Bei der Einwinterung waren sie noch ziemlich mit Varroa befallen, ich musste 1x Oxalsäure verdampfen.
Dann kamen die Bienen Komplex Z – Gaben.
In der Winterruhe habe ich keine weiteren Gaben gegeben.
Jetzt, bei Futterkontrolle, sind die Völker vital und bereits legen die Königinnen Sommerbienenbrut.
Ich gebe jetzt wieder Bienen Komplex Z Globuli auf die Unterlage im Brutraum.
Habe vor, bei höheren Temperaturen, Bienen Komplex Z potenziert zu geben. Dazu habe ich ein Urfläschli Bienen Komplex Z gemacht, aus dem ich dann jeweils mit Wasser verdünnt eine Sprühflasche Bienen Komplex Z herstelle und dies verschüttele.
Bis jetzt sind die Bienen wohlauf...das eine Volk ist zwar ziemlich angriffslustig, aber ich denke, sie sind dann auch kräftig gegenüber Varroa & Co. Meine Imkerkollegen raten mir, die Königin auszuwechseln, wenn es zu aggressiv wird. Da habe ich aber Bedenken...bei neuer Königin muss ich wieder von vorne beginnen mit der Behandlung.
(Außer ich bekomme eine Königin aus unserem homöopathischen Imkerkreis). Aber ich beobachte jetzt lieber noch, wie es sich dann auswirkt im April/Mai (Schwarmzeiten).
Liebe Grüsse, Ruth"

Fall (22) – „Fragen Sie Ihren Hund"

Bei dem schottischen Autor Ajahn Brahm gibt es in einem seiner beiden Bücher „Die Kuh, die weinte" und „Der Elefant, der das Glück vergaß" eine bewegende Geschichte zum Thema – einschläfern oder nicht?
Eine Frau bekam vom Tierarzt eine schlimme Diagnose für ihren Hund und die Empfehlung, ihn einschläfern zu lassen. Die Frau war voller Zweifel, was das Richtige sein sollte. Ajahn Brahm, der die Frau in dieser schwierigen Lebensfrage beraten durfte, empfahl ihr: „Fragen Sie Ihren Hund". Und so nahm sie den Hund auf ihren Schoß und fragte ihn, willst Du hier noch länger leben, oder möchtest du Dein Leben lieber bald beenden? Jetzt setzte eine Art telepathisches Gespräch ein, und der Hund sagte klar und deutlich: „Ich möchte noch hierbleiben." Die Frau richtete sich nach dem Wunsch des Hundes, der Hund wurde gesund und lebte noch viele Jahre mit bester Lebensqualität.

Fall (23) – Buddy, der räudige Hund

Geschichte von Buddy, 30.01.2024

Sonja aus Stuttgart hat mich über die Webinare von Mathias Berner kennen gelernt. Sie schreibt mir am 30.01.2024 diese bewegende Mail:

„Im September 2022 infizierte sich einer meiner anderen Hunde (ein holländischer Schäferhund), mit Sarcoptes. Allerdings verlief alles asymptomatisch, sodass weder Tierärzte noch ich auf die Idee kamen, es könnte Räude sein. Da mein damals 6 Jahre alter holländischer Schäferhund von Geburt an an Organanomalien litt, dachten wir an eine Autoimmun Reaktion, Allergien o.ä. (Juckreiz, mit Hautläsionen durch Kratzen). Etwa 6 Wochen später begann bei Buddy (ein Retriever) ein massiver Juckreiz. Ich sprach mehrfach an, es müsse etwas Ansteckendes sein, die Tierärztin sprach von Zufall. Erst Ende Januar 2023 fand ich bei einem anderen Tierarzt Gehör, er untersuchte auf Sarcoptes, der Befund war positiv! Die Sono Befunde der inneren Organe waren o.B..

Nun kamen die chemischen Keulen. Bei beiden Hunden waren mittlerweile handtellergroße Wundflächen an Bauch und Beinen entstanden. Psychisch war das ein Alptraum für alle.
Leider hat unser Monty (der Holländer) die Behandlungen nicht überlebt, er starb im Juni 2023. Bei Buddy hatte sich eine Nahrungsmittelunverträglichkeit entwickelt. Seit Montys Tod hat er nichts mehr vertragen. Durchfall und entzündete Krusten, auch bei Hypoallergen Futter. Erst Cortison Gaben, auf denen ich irgendwann bestand, brachten etwas Ruhe und Abheilung.

Aber es kommt einfach keine Ruhe rein. Seit kurzem nun Haarausfall, obwohl ich das Cortison auf 2,5mg bereits reduziert habe. Dafür kommen die krustigen Stellen wieder und Lahmheit vorne.

Meine bewährten Mittel (Sanum und Komplexmittel usw.) helfen uns leider nicht. Einzig im Darm ist etwas Ruhe eingekehrt. Die üblichen Anwendungen mit Entgiftung, Darmaufbau usw. hat Buddy alle bekommen."

Ich freue mich über Impulse und offene Fragen.

Antwort vom 04.02.2024
Liebe Sonja,

Buddy hat eine massive Trauerreaktion, die seinen Appetit, aber auch sein Immunsystem beeinträchtigen.

Für die vermutete Trauerreaktion empfehle ich diese Mittel:
Psycho Komplex Z mit **Natrium muriaticum D unendlich, Rubin D 1000, kleiner Bär** (sc) **D unendlich** und **Trauma Komplex Z**.

Nachdem seine Trauer abgeklungen ist, sein Immunsystem wieder gut funktioniert, würde man sehen, ob er noch ein zusätzliches Mittel für die Haut benötigt, oder ob der Psycho Komplex Z schon alles heilt.

Herzliche Grüße, 04.02.2024

Verlauf vom 14.02.2024

„Hallo lieber Herr Dr. Zeeden,

bevor ich zu Buddy schreibe, eine schöne Begebenheit, die zeigt, wie schnell sich Dinge wandeln können, wenn wir bereit dafür sind.

Zu meinen Ausbildungen THP, Tierpsychologie und Coaching, habe ich vor zwei Jahren eine Medium Ausbildung gemacht (Mensch und Tier). Vor kurzem hat mich ein Satz erreicht, der in mein Morgenritual eingebaut werden wollte. „Ich bin bereit für die guten Dinge, die Ihr für mich bereithaltet." Kurz darauf habe ich zu Ihnen gefunden und es geschehen täglich Wunder. Meine Dankbarkeit und meine Freude sind groß.

Nun zu Buddy. Ich streiche ihm täglich den **Psycho Komplex Z** ein, noch sind es zwei Stirnstriche täglich. Dazu **Caprylsäure D 30** und **molekulare Rechtsdrehung D 100.000**. Buddy stabilisiert sich, seine Lahmheit ist fast weg und sein Fell wird besser. Noch darf ich mir keine kleinste Futteränderung erlauben, da reagiert er schnell mit Haut und Juckreiz.
Ich bleibe dran und lerne. Auch in meiner Praxis baue ich vor allem den **Psycho Komplex Z** und den **Schutz Komplex Z** ein. Bei zwei Hunden zeigt sich eine deutliche Erdung.

Sie bringen etwas so Wundervolles in die Welt!! Die Motivation, viel von Ihnen lernen zu wollen, hat mich gepackt. Ich schicke Ihnen lichtvolle Grüße voller Bewunderung und freue mich, Sie im Sommer in Tübingen kennenzulernen."
Sonja, 14.02.2024

Erklärung zur Räude:
Die **Sarcoptes - Räude** des Hundes ist eine hochansteckende parasitäre Hauterkrankung, die durch die Räudemilbe Sarcoptes scabiei variatio canis hervorgerufen wird.
Sie ist durch gerötete Papeln, bei schwerem Verlauf durch krustöse Hautveränderungen gekennzeichnet.
Die Bekämpfung erfolgt durch milbenabtötende Mittel (Akarizide).

Fall (24) – Tiere bekommen den gleichen Stirnstrich wie Menschen

Bericht von Sabine P., vom 07.02.2024
„Nachdem ich gesehen hatte, wie man den Stirnstrich bei Menschen macht, dachte ich, bei Tieren müsste das genauso gut gehen.

Ergo nahm ich das Gesicht meiner Galgo Espanol Hündin Vicky und strich ihr den **„Kiefer Komplex Z** in optimaler Dosierung" ein. Zudem **„Zahn Komplex Z** in optimaler Dosierung" und **„optimale Zahnstellung D 30**".

Ihr Kiefer ist schief durch einen Tritt, den sie als junger Hund bekam. Wie ich von Ihnen lernte, wird das Konzeptionsgefäß gestört.

Auch litt sie, bis vor dem Online-Seminar mit Dr. Zeeden, an einer Blasenwandverdickung!!
Nun scheint sie in Ordnung zu sein, ein Termin demnächst wird es zeigen. Ich hatte ihr für diese Indikation **„Blasen Komplex Z**" eingestrichen.

Kommentar:
Ein sehr schönes Beispiel dafür, wie man einem Hund genau die richtigen Mittel einstreichen kann.

Fall (25) – Ein Hund verliert sein Sodbrennen nach Verdauungs Komplex Z

Marianne schreibt mir am 28.02.2024 diese schöne Mail:

Ich kann auch einen Erfolg melden. Mein Hund hat heute Vormittag nach sehr langer Zeit wieder Sodbrennen bekommen. Dabei rennt er herum und leckt den Boden, Schränke und alles Mögliche ab. Früher habe ich zwar gleich Nux vomica gegeben, aber es hat immer lange gedauert, bis es wieder gut war. Heute habe ich **Nux vomica** als Globuli gegeben, dann als Stirnstrich gemacht, und zusätzlich den **Verdauungs Komplex Z** eingestrichen. Es war sofort besser.

Am Nachmittag war er noch mal ganz kurz unruhig, gleich habe ich alles eingestrichen und Globuli gegeben und es war wieder weg.

Am Abend nochmals eingestrichen, damit wir hoffentlich eine ruhige Nacht haben.

Herzliche Grüße Marianne

Fall (26) – Die Schreckhaftigkeit eines Hundes lässt nach

Am 09.03.2024 schreibt mir Marianne, die mich aus den Interviews mit Mathias Berner her kennt, diese schöne Mail:

„Ich habe schon wieder eine kleine Erfolgsmeldung: Mein Hund, er kommt aus dem Tierschutz, ist zwar ein neugieriger, aber auch ein sehr ängstlicher Hund. Alle möglichen Geräusche, jeder Knall, Lichtreflexe, Menschen, Kinder, Wind, natürlich auch Gewitter und Feuerwerk irritieren und erschrecken ihn sofort. Da ist er bei dem leisesten Knall weg wie der Wind. Auch wenn das Geräusch noch so weit weg ist, flitzt er ins Bad, wo er in Sicherheit ist.
Seit 2 Wochen streiche ich bei ihm **Selbstwert Komplex Z, Stress Komplex Z, Trauma Komplex Z** und **Nebennieren D 30** ein.

Heute Abend war in der Ferne ein kleines Feuerwerk. Man konnte es gut hören und was macht mein Hund? Er bleibt liegen, als ob nichts Besonderes wäre. Ich bin echt begeistert."

Herzlichst Marianne.

Fall (27) – Fernheilung einer Schlundproblematik

Als mein Freund Hartmut an einem Freitagnachmittag im Jahre 2024 zu einem einjährigen Fohlen gerufen wurde, war er erst ärgerlich, weil das in seinen Feierabend fiel. Da er aber die Mutter des Fohlens, die Mutterstute damals mit besamt hatte, fühlte er sich für das Fohlen verantwortlich und kam mit dem Auto die 5 Minuten hergefahren.

Während der Fahrt dachte er über das Fohlen nach. Es hatte anscheinend eine Schlundproblematik, schlug den Kopf hin und her und würgte. Normalerweise braucht es etwa eine Stunde Zeit, bis die Problematik gelöst werden kann. Unterwegs dachte er, er schickt schon mal das Energiefeld D 30 hin. Er öffnete seine Hand in die Richtung, in der er das Fohlen vermutete, und dachte: „**Energiefeld D 30 zum Fohlen**".

Als er dort ankam, kam ihm die Frau strahlend entgegen und sagte: „Oh, Sie sind schon da, gerade wollte ich anrufen, Sie brauchen gar nicht mehr zu kommen, vor einer Minute hat das Fohlen einmal kräftig geniest oder gewürgt, und seither ist alles wieder in Ordnung."

Was konnte geschehen sein? Hartmut hatte im Alphazustand die Energie geschickt, die das Pferd gebraucht hatte, um sein Problem loszuwerden. Alles ist möglich, ging ihm durch den Kopf, und mit jedem unerklärlichen Erfolgserlebnis wächst sein Vertrauen zu der Methode, die ihm immer noch etwas spanisch vorkommt.

Teil 2
Die häufigsten Krankheiten bei der Katze

1. Parodontopathien

Sehr häufig bei Katzen.
Ursache: Bakterien in Zahnplaques führen zu Gingivitis, Parodontitis, Alveolarostitis Katzen bekommen auch kaum abrasiv wirkende Fütterung.

Symptome: Schmerz; Hunger, aber Fressen schmerzt; Schleim, oft blutig.

Therapie:
Im frühen Stadium: Zahnreinigung, Desinfektion, Adstringentien, Antibiotika, zum Beispiel Clindamycin.
Späteres Stadium: Chirurgische Zahnentfernung, Problem: Oft bleiben Wurzelspitzen drin, da die Zähne sehr leicht brechen.

Feliner Parodontose Komplex Z
Parodontose Komplex Z
Gingiva D 30
gesunde Zähne D 30

2. FUS: Felines urologisches Syndrom, chronische Niereninsuffizienz

Sehr häufig.
Ursache: Nephritis durch bakteriologische (Gingivitis) oder toxische Noxen, die hämatogen die Niere erreichen.

Symptome: Anfangs Polydipsie, Polyurie. Später reduziertes Allgemeinbefinden, oft Würgen, dann Abmagerung, Exsikkose, Foetor ex ore nach Harn riechend.

Therapie: Anfangs Antibiotika. Später Elektrolyte oral und parenteral; Dauertropfinfusion Diuretika. Homöopathisch: Präparate von Fa. Heel oder Lespedeza, Berberis, Solidago.

Feliner Nieren Komplex Z
Lespedeza D 30
Berberis D 30
Solidago D 30
Renes D 30

3. FIP: Feline infektiöse Peritonitis

Ursache: Coronavirus, Inkubationszeit ein bis mehrere Monate.
(ein Buch mit sieben Siegeln: Infizierte Tiere können schwerst erkranken oder gar nicht)

Symptome: Inappetenz, Abmagerung bei gefülltem Abdomen, im Abdomen befindet sich ein honigartiges, Faden ziehendes Exsudat (pathognomonisch), Ikterus, Mortalität 100%, keine Therapie bekannt.

Feliner Corona Komplex Z
Corona Virus Komplex Z
Leber Komplex Z
Lymph Komplex Z
Überlebenswille D 30

4. Infektiöse Panleukopenie

Ursache: Parvovirus, ähnlich wie beim Hund.

Symptome: Inappetenz, Erbrechen, Dehydratation, Diarrhoen. Perakut oft gar nicht sichtbar. Mortalität 80-90%.

Therapie: Symptomatisch: Infusion, Antibiotika, Cortison, Serum, Heparin

Panleukopenie Komplex Z
Virus Nosode D 30
Imipenem D 30
Elektrolyt Gleichgewicht D 30
Okoubaka D 4
Leukozytenneubildung D 30

5. Infektiöse Rhinotracheitis, Katzenschnupfen

Ursache: Picorna - und Caliciviren
Vor allem bei jungen Herbstkatzen, meist alle erkrankt.

Symptome: Schleimig-eitriger Ausfluss aus Nase und Augenlidspalten, oft mit Ulcus corneae, Pneumonie, Pleuritis, sehr häufig chronisch und schlecht heilbar.

Therapie: Antibiotika, Augensalbe

Rhinotracheitis Komplex Z
Virus Nosode D 30
Imipenem D 30
Kalium bichromicum D 30
Eiter Komplex Z
Entzündungs Komplex Z
Augen Komplex Z

6. Leukose, infektiöse Leukämie

Ursache: Onkornavirus, Inkubation mehrere Monate.

Symptome: Symptomarm, Lymphknotenvergrößerungen, Anämie, Hepatosplenomegalie, chronische Durchfälle, Erbrechen, Inappetenz, Kachexie.

Therapie: Zytostatika, Kortikosteroide, Bluttransfusion.

Leukose Komplex Z
Virus Nosode D 30
Imipenem D 30
Lymph Komplex Z
Cortison D 30
Zytostatica D 30

7. Eosinophile Granulomatose

Ursache: Wahrscheinlich autoimmun

Symptome: Tumorähnliche, knötchenförmige, ulzerierende Proliferationen am Lippenrand, in der Zunge und in der Schleimhaut des Kieferwinkels (eosinophiles Geschwür), an Bauch, Beinen, Gesicht, Nacken und Rücken (eosinophiles Granulom), oft exzessiver Juck- und Leckreiz. Labor: Eosinophilie

Therapie: Kortikosteroide.

Eosinophiler Granulomatose Komplex Z
Parasiten Nosode D 30
Imipenem D 30
Allergie Komplex Z
Immun Komplex Z
Mucosa D 30
Eosinophilie D 30
Ulkusheilung D 30

8. Dermatomykosen

Ursache: Mikrosporum – und Trichophytiearten (Zoonose)

Symptome: Runde haarlose oder wenig behaarte Stellen mit Haarbruch und Schuppenbildung (Bläschen-, Pustel- oder Krustenbildung möglich), Juckreiz.

Therapie: Griseofulvin.

Dermatomykose Komplex Z
Arsenicum album C 30
Cutis D 30
Mikrosporum Nosode D 30
Trichophytie Nosode D 30
Imipenem D 30
Psorinum D 30

9. Endoparasiten

Sehr häufig.
Ursachen: Bandwürmer, Spulwürmer.

Symptome: Oft Durchfall nur im Hintergrund, dafür reduziertes Körpergewicht, Erbrechen.

Therapie: Anthelminthika.

Endoparasiten Komplex Z
Bandwurm Nosode D 30
Spulwurm Nosode D 30
Parasiten Nosode D 30
Imipenem D 30
Crotalus horridus D 6, D 12, D 30
Okoubaka D 30
Immun Komplex Z

10. Toxoplasmose

Ursache: Toxoplasma gondii (Protozoon)
Übertragung auf Menschen oral durch sporulierte Oozysten aus Katzenkot oder rohem Schweinefleisch oder diaplazentar.

Symptome:
Jugendliche: Meningitis, Enzephalitis
Erwachsene: Lymphknotenschwellung, Leber- und Milzbeschwerden, Myokarderkrankungen, meist aber symptomlos.
Bei schwangeren Frauen im Frühstadium ohne Immunität ist eine diaplazentare Übertragung mit Schädigung des Embryos möglich. Vermerk im Mutterpass.
Bei Katzen in der Regel Immunität, allerdings bei Erkrankung schwere respiratorische Symptome, chronisch rezidivierende Inappetenz, Aborte, Anämie, Sterilität, ZNS- Störungen, Myokard- und Leberschäden.

Toxoplasmose Komplex Z
Toxoplasmose Nosode D 30
Imipenem D 30
Immun Komplex Z
Lymph Komplex Z
Leber Komplex Z
Embryonenschutz D 30
Cerebrum D 30
Scheitelchakra D 30
Kardio Komplex Z

11. Feliner Diabetes mellitus

Typ-2 Diabetes ist bei der Katze die häufigste Form, oft im höheren Lebensalter ab 10 Jahre, kastrierte Kater und bestimmte Rassen scheinen häufiger zu erkranken. Bei dieser Form kann der Zucker (die Kohlenhydrate) nicht richtig verstoffwechselt werden. Es gibt eine zu geringe Insulinproduktion und die Zielzellen im Gewebe reagieren nicht auf das Hormon (Insulinresistenz). Häufig stellt auch die Amyloidose einen diabetogenen Faktor dar. Hierbei werden stärkeähnliche Ablagerungen (Amyloid) in den insulinbildenden Zellen gebildet. Diese stören die Insulinbildung und führen zum Absterben der Langerhans'schen Zellen. Fehlendes Insulin und eine mangelnde Empfänglichkeit der Rezeptoren für das Insulin führen zu einem überhöhten Blutzuckerspiegel. Gleichzeitig mangelt es in den Zellen an Energie.
Typ-1 Diabetes kommt bei Katzen so gut wie nie vor, während er bei Hunden häufig ist.

Ursache: Übergewicht, Fettleibigkeit, Fehlernährung durch zu viel Kohlenhydrate und minderwertige Nahrung, Genetik, Kastration, Stress, zu wenig Bewegung, Typ-2 kann auch eine Begleiterkrankung bei Bauchspeicheldrüsenentzündung, Schilddrüsenüberfunktion und Cushing-Syndrom sein.

Symptome: Vermehrter Durst, setzt häufig große Mengen Urin ab, ständig Hunger und dennoch Gewichtsverlust und Schwäche, Störungen der Nervenfunktion, Lahmheit in den Hinterbeinen, sie können nicht mehr springen, das Haarkleid ist stumpf, schuppig und ungepflegt. Bei Stoffwechselentgleisung können sich die typischen Symptome umkehren: Frisst nicht, trinkt kaum und erbricht.

Diabetes Komplex Z
Insulin Rezeptor D 30
Langerhans'sche Inseln D 30
optimale Stoffwechsellage D 1000
optimaler Insulinspiegel D 30
optimales Körpergewicht D 200

Teil 3
Die häufigsten Krankheiten beim Hund

1. Hot Spot

Ursache: Kleine Hautverletzungen oder Stiche von Insekten oder Parasiten, Allergien. Möglicherweise handelt es sich aber auch um eine Schwäche oder einen Stau im Meridianverlauf.

Symptome: Die schmierig-nässend-eitrige Dermatitis ist schmerzhaft und juckt, Tiere beißen und lecken sich die Stellen auf.

Therapie: Rasur, antiseptische Waschung, Antibiotika, Schmerzmittel, Cortison

Hotspot Komplex Z
Haut Komplex Z
Sulfur D 30
Allergie Komplex Z
Entzündungs Komplex Z
Eiter Komplex Z
Imipenem D 30
alle Meridiane D 30

2. HD = Hüftdysplasie

Ursache: Veranlagung vererbt, besonders Deutscher Schäferhund, Sennenhunde Zu kleine Gelenkfläche zwischen Acetabulum und Femurkopf, dadurch sinkt die Stabilität.

Symptome: Die Hüfte schmerzt, es resultiert eine erhebliche Bewegungsstörung. Therapie: Grünlippmuschelextrakt, Proteoglykane, Weidenrinde, Teufelskralle, Gewichtskontrolle, Muskelaufbau, OP.

Hüftdysplasie Komplex Z
genetische Disposition D 30
Gelenk Standard Z
Muskel Komplex Z
Kongruenz von Hüftkopf und Pfanne D 30

3. Osteochondrose

Ursache: Ossifikationsstörung in der Epiphyse von Schulter, Ellbogen, Knie, Tarsus im Alter von 4-7 Monaten. Vor allem bei schnell wachsenden Rassen, besonders Labrador, Retriever, Golden Retriever, Neufundländer.

Symptome: Diese führt zu Arthrose oder Knochenteilablösungen, Bewegungsunlust, Steifheit und Muskelatrophie.

Therapie: Ohne Ablösung bei geringer Lahmheit: Konservativ, kontrollierte Bewegung, Gewichtsreduktion, analgetische, antiphlogistische Therapie. Bei Ablösung: OP.

Caniner Osteochondrose Komplex Z
Epiphysenstabilität D 30
stabiles Knochenwachstum D 30
Symphytum D 12

4. Indigestion = Verdauungsstörungen

Ursache: Häufig Fütterungsfehler oder Futterintoxikation oder Fressen von fauligen Abfällen (besonders Retriever oder Sennenhunde).

Symptome: Erbrechen, Durchfall, reduziertes Allgemeinbefinden.

Therapie: Kohletabletten, Klinoptilolith = Zeolith – Klinoptilolith zur Entgiftung von Schwermetallen und belastenden Stoffen wie Quecksilber, Blei, Cadmium, Aluminium, Ammonium und Histamin. Eventuell als Infusion geben. Homöopathisch kommen Nux vomica D 30 und Okoubaka D 30 in Frage.

Indigestions Komplex Z
Futterentgiftung D 30
Okoubaka D 30
Arsenicum album C 30
Leber Komplex Z
Ausleitungs Komplex Z
Lymph Komplex Z

5. Durchfälle auf Grund anderer Ursachen

Escherichia coli: Oft sehr rasch mit Septikämie

Therapie: Antibiotika, Buscopan, symptomatisch.

Giardien, Lamblien: Häufig rezidivierend, blutig.

Therapie: Fenbendazol.

Parvovirose: Blutige Durchfälle bei Welpen mit raschem Verlauf, sehr hohe Mortalitätsrate.

Therapie: Serum, symptomatisch.

Endoparasiten: Bandwürmer, Spulwürmer, oft Durchfall nur im Hintergrund, dafür reduziertes Körpergewicht, Erbrechen.

Therapie: Anthelminthika.

Caniner Durchfall Komplex Z
Virus Nosode D 30
Bakterien Nosode D 30
Parasiten Nosode D 30
Lamblien Nosode D 30
Imipenem D 30
Darm Komplex Z

6. Tumore

Mammatumor (sehr häufig). Zum Teil plötzlich und rasch wachsend, mit rot und blau gefärbter Haut, mit schnell reduziertem Allgemeinbefinden

Therapie: OP, Chemo, symptomatisch. Manchmal über Monate und Jahre kaum Veränderung, langsames Wachstum. Ganzheitlich: oft sind Mistelpräparate hilfreich.

Basaliome: Gutartige Tumore (maligne, aber ohne Metastasierung) bei älteren Hunden, die manchmal eitern oder bluten, meist gestielt oder blumenkohlartig.

Therapie: Chirurgische Entfernung.

Lipome: Von begrenzt und isoliert bis diffus infiltrativ.

Therapie: OP, wenn zu groß und störend.

Caniner Tumor Komplex Z
Tumor Komplex Z
Conium D 30
Carcinosinum C 200

7. Caniner Diabetes mellitus

Typ-1 Diabetes ist beim Hund die häufigste Form, bei Katzen kommt der Diabetes Typ 1 so gut wie nie vor. Diabetes mellitus Typ 1 kann bei alten Hunden ebenso wie bei jungen auftreten, aber oft zwischen 7 und 9 Jahren. Bei dieser Form bildet das eigene Immunsystem Abwehrstoffe (Antikörper) gegen die Insulin bildenden Zellen, sodass diese zugrunde gehen. Sie verlieren ihre Funktion und produzieren zu wenig oder gar kein Insulin mehr. Die Zellen können die Glukose im Blut nicht mehr aufnehmen und verwerten. Typ-2 Diabetes scheint beim Hund gar nicht vorzukommen, während er bei Katzen häufig ist.

Ursache: Primär für die Entstehung eines Diabetes Typ 1 ist meist eine genetisch bedingte autoimmune Komponente. Sekundäre Faktoren können jegliche Entzündungen im Körper sein, wie Zahnerkrankungen und Pankreatitis, aber auch Hormonstörungen z.B. bei unkastrierten Hündinnen, Kortisontherapie, Stoffwechselstörungen wie das Cushing- Syndrom und Tumore. Übergewicht und Fehlernährung begünstigen es ebenfalls.

Symptome: Starker Durst, häufiges Wasserlassen, scheidet Zucker mit dem Urin aus, Gewebeverlust, ständig Hunger und dennoch Gewichtsverlust und Schwäche.

Diabetes Komplex Z
Insulin Rezeptor D 30
Langerhans'sche Inseln D 30
optimale Stoffwechsellage D 1000
optimaler Insulinspiegel D 30
optimales Körpergewicht D 200

Teil 4
Die häufigsten Krankheiten beim Pferd

1. COB chronisch obstruktive Bronchopneumonie, Dämpfigkeit mit Lungenemphysem

COPD Chronic Obstructive Pulmonary Disease

Ursache: Dämpfigkeit ist das Endstadium einer Lungenerkrankung beim Pferd, ihren Anfang nimmt sie jedoch schon viel früher, es gehen voraus verschleppte Bronchialerkrankungen, chronischer oder allergischer Husten, Impfung, virale und bakterielle Infektion, feuchter Husten geht in trockenen Husten über.

Symptome: Atmung ist bereits bei geringer Anstrengung schwer, schnell und unregelmäßig, häufig in Verbindung mit Husten, schnelles Schwitzen, ständig leichter Ausfluss aus den Nüstern, Abhusten von gelbem Schleim, Herzprobleme durch schlechte Sauerstoffversorgung, Abzeichnung einer sogenannte Dampfrinne, eine Einkerbung des Leibes zwischen Bauchmuskel und Rippenbogen.
RAO Recurrent Airway Obstruction und IAD Inflammatory Airway Disease. Man spricht heute statt von COB oder COPD eher von RAO oder IAD.
RAO ist eine nicht-infektiöse Atemwegserkrankung, Husten häufig nach Ruhephasen, Leistungsminderung, ein hochgradiges Asthma. Nur Symptommilderung möglich.
IAD ist eine mildere Variante, ein moderates Asthma, Husten gelegentlich in Ruhephasen, Heilung möglich.

Bronchitis Komplex Z
Husten Komplex Z
Virus Nosode D 30
Bakterien Nosode D 30
Imipenem D 30
Skorpion sc D 30
Pertussinum D 30
Thuja D 200
Immun Komplex Z

2. Mondblindheit = Equine rezidivierende Uveitis ERU, Periodische Augenentzündung

Ursache: Bei vielen Fällen ein Befall des Auges mit Bakterien der Gattung Leptospira, eine Leptospirose, eine immunassoziierte Erkrankung verschiedenster Ursachen.

Symptome: Entzündliche Erkrankung der mittleren Augenhaut (Uvea), ein- oder beidseitig, tritt in unterschiedlichen Intervallen rezidivierend oder chronisch schleichend auf, apathisches Verhalten, leichtes Fieber, die Pupille ist schlitzförmig verengt, gerötete Bindehaut, Trübung, Netzhautablösung, kann zur vollständigen Erblindung führen.

Uveitis Komplex Z
Augen Komplex Z
Bakterien Nosode D 30
Imipenem D 30
Uvea D 30
Immun Komplex Z

3. Equines Sarkoid

Ursache: Wird durch ein Papillomavirus des Rindes verursacht. Durch den bovinen Papillomvirus Typ 1 - (BPV-1) und Typ 2 (BPV-2), Ursache durch Impfung ungeklärt.

Symptome: Gutartige Hauttumore, einzeln oder in Gruppen bis faustgroß, selten entwickelt sich eine aggressive, bösartige Form daraus, tritt gehäuft am Kopf bei Augen, Mundwinkel, Ohransatz, den Achseln und Innenschenkeln sowie an der Vorhaut auf, es wird in 6 Typen unterschieden:
Typ I - Okkultes Sarkoid
Typ II - Warzenartiges Sarkoid
Typ III - Fibroblastisches Sarkoid
Typ IV - Knotiges Sarkoid
Typ V - Gemischter Typus
Type VI - Malevolentes Sarkoid

Equiner Sarkoid Komplex Z
Papilloma Virus Nosode D 30
Imipenem D 30
Cutis D 30
Sarkoid D 30
Tumor Komplex Z

4. Mauke

Ursache: Feuchtigkeit, Nässe, schlechte Haltungsbedingungen.
Üppiger Fesselbehang, weiße Beine und weiße Hufe sind anfälliger, kann durch bakterielle Sekundärinfektionen verstärkt werden, Anaerobier wie Bacteroides melaninogenicus und Fusiformis nodosus spielen eine größere Rolle.

Symptome: Bakterielle Hautentzündung der Fesselbeuge an den Hintergliedmaßen mit langem Behang, kann sich bis zum Vorderfußwurzel- bzw. Sprunggelenk ausbreiten.
Beginnt als juckende Hautrötung, stark nässendes Ekzem, Bildung von Krusten, bei Ablösung der Krusten kommt es zu einer Wucherung des freiliegenden Papillarkörpers, die Warzenmauke - hochrote Wucherungen neigen zu Blutungen, Bildung von stinkendem Exsudat in den Furchen, die Brandmauke – ausgedehnte Nekrosen, Lahmheit.

Mauke Komplex Z
Bakterien Nosode D 30
Imipenem D 30
Psorinum D 30
Cutis D 30
Verletzungs Komplex Z
Entzündungs Komplex Z
Eiter Komplex Z

5. Sommerekzem

Ursache: Genetisch, Umwelt, Allergie, Stoffwechsel, Mineralstoffmangel, Immunschwäche, allergische Reaktionen (Hypersensitivität Typ I) auf den Speichel von stechenden Insekten wie etwa Stechmücken der Gattung Culex, Gnitzen oder Kriebelmücken.

Symptome: Schwellungen und Entzündungen an Brust, Schlauch, Euter, Unterbauch, Mähnenkamm, Schweifrübe, um die Augen herum, an den Ohren und entlang der Wirbelsäule, eine stark schuppige und ölige Haut, heftiger Juckreiz, Knötchen unter der Haut, kahl und blutig gescheuerte Hautstellen, trocken oder nässend.

Sommerekzem Komplex Z
Allergie Komplex Z
Immun Komplex Z
Dulcamara D 30
Lymph Komplex Z
Cutis D 30
Dolichos pruriens D 30
Entzündungs Komplex Z

6. Gallen

Ursache: Überbelastung beim Reiten, Tritt durch andere Pferde, Verletzungen, fehlerhafter Beschlag, gestörter Abtransport von Stoffwechselprodukten des Körpers, vermehrtes Reiten auf knallharten oder zu weichen Böden, zu frühe Nutzung und Belastung junger Pferde, Fütterungsfehler, Nährstoffmangel, zu wenig Bewegung, Eiweißüberschuss bei Weidebeginn, vermehrtes Liegen auf hartem Boden kann Gallen fördern.

Symptome: Eine entzündliche Umfangsvermehrung synovialer Strukturen, viskose Flüssigkeit in Gelenke, Sehnenscheiden, Schleimbeutel, Gallen von Hautschleimbeuteln sind meist nur ein kosmetisches Problem, führen zu Anschwellungen der übrigen Strukturen, auch zu Lahmheiten, neben solchen Synoviaschwellungen wird der Ausdruck Galle oder Steingalle für druckbedingte Entzündungen der Huflederhaut verwendet. Je nach betroffener synovialer Struktur wird unterschieden in:
- Gelenkgalle
- Sehnenscheidengalle (Tendovaginitis)
- Schleimbeutelgalle (Bursitis)

Für einige häufiger betroffene Strukturen haben sich spezielle Bezeichnungen eingebürgert:
- Eiergalle
- Genickbeule (Talpa)
- Knieschwamm
- Kreuzgalle
- Kurbengalle
- Liegebeule
- Piephacke
- Sprunggelenkbeugesehnengalle
- Stollbeule

Gallen Komplex Z
Synovia D 30
Gelenk Standard Z
Muskel Komplex Z
Rhus tox. D 100 Mio.
Ruta D 30
Conium D 30

7. Kreuzverschlag, paralytische Myoglobinurie, Myoglobinuria paralytica equi, Feiertagskrankheit

Ursache: Schwach durchblutete Muskeln und unterernährte Muskeln können zu Kreuzverschlag neigen, Bakterien, Viren oder Vergiftungen, Stürze, Fehlernährung. Nervöse Pferde und Stuten sind anfälliger, hartes Arbeiten nach langen Ruhepausen - darum Feiertagskrankheit - entstanden z.B. auch durch zu schockkaltes Abduschen verschwitzter und überhitzter Pferde oder auch dadurch, dass stark verschwitzte Pferde einfach in die Box gestellt werden, ohne Akklimatisierung durch Ab- bzw. Schrittreiten

Symptome: Entzündung der Rückenmuskulatur, starken Schmerzen, eine Muskelstoffwechselstörung, es wird zu viel Glykogen in der Muskulatur gespeichert. Es kann nicht ausreichend Sauerstoff bereitgestellt werden, um die bei Beanspruchung der Muskeln entstehenden Abbauprodukte wie Laktat zu entsorgen, Übersäuerung der Muskeln, im schlimmsten Fall können sogar Muskelzellen zerstört werden. Zittern, starkes Schwitzen, Körpertemperatur bis 38,5 Grad, Harn verfärbt sich rötlich bis schwarz-braun.

Myoglobinurie Komplex Z
Muskel Komplex Z
optimaler Sauerstofftransport D 30
Natrium carbonicum D 30
Harnsäure D 200
Lactatabtransport D 30
Gelsemium D 30

8. Spat

Ursache: Angeborene Fehlstellung der Hinterbeine, mangelnde Gymnastizierung, falscher oder schlechter Beschlag und dadurch verursachte Fehlstellungen, zu wenig oder auch falsche Bewegung, falsches Training, physische Einwirkungen auf das Gelenk, Verletzungen, Störungen im Knochenstoffwechsel oder Knochenbau, falsche Fütterung (z.B. Störung der Kalziumaufnahme durch überhöhte Phosphorzufuhr), Knochenzysten, altersbedingte Veränderungen, arthritische Veränderungen, zu frühes Arbeiten mit jungen Pferden, wenn der Knochenaufbau noch nicht abgeschlossen ist.

Symptome: Eine Sammelbezeichnung für arthritische Erkrankungen des Sprunggelenks, akute und chronische Entzündungen der Gelenke, Knochen und ggf. auch Knochenhaut des Sprunggelenks, Arthrose mit Knochenwucherungen, abgeriebene Zehenspitzen, in chronischer Form kann es zur Versteifung des Sprunggelenks kommen, verkürzte Schritte, schlürfende Hinterhand, Hinterbeine schlingern beim Gehen nach außen, beim Stehen entlasten sie oft das erkrankte Bein, sie spüren Schmerzen beim Hufe geben während der Verknöcherungsschübe.

Spat Komplex Z
Gelenkkorrektur D 30
Verletzungs Komplex Z
Calciumresorption D 30

9. Equines Cushing Syndrom

Ursache: Komplexe Erkrankung, Auslöser ist ein gutartiges Geschwür an der Hormon produzierenden Hypophyse (Hirnanhangsdrüse), welches eine Fehlfunktion verursacht. Daher wird das Cushing-Syndrom auch als PPID bezeichnet und steht für eine Dysfunktion der Adenohypophyse, die zur Überproduktion von Kortisol in der Nebenniere führt. Weitere Ursachen:
Folgen von langfristiger Cortisonbehandlung, ernährungsbedingte Stoffwechselentgleisung.

Symptome: Sehr unspezifisch, werden oft irrtümlich für Alterserscheinungen gehalten!
- Haarkleidveränderungen, dickes langes Winterfell, verzögerter, sich überlagernder Fellwechsel, oft bleiben alte Haare zurück, langes Fell im Sommer, oft Löckchenbildung
- übermäßiger Durst mit häufigem Wasserlassen
- Abmagerung auch bei gutem Fressverhalten hoher Futtergaben
- Muskelrückbildung vor allem am Rücken (Hängerücken), mitunter begleitet von Fettpolstern an Bauch (Hängebauch) und Mähnenkamm
- Hufprobleme, Hufabzesse, Huflederhautentzündung, Hufrehe
- Sehnenentzündungen
- Herz-Kreislaufprobleme
- seltener auch massive Stoffwechselentgleisungen mit kreuzverschlagähnlichen Symptomen
- häufige und hartnäckige Infekte, nicht behandelbare Durchfälle bzw. Kotwasser
- Knochenprobleme, Osteoporose
- Lethargie, depressiv, übertrieben ängstlich
- Futterverweigerung, bei abnehmender Schutzschicht der Magenschleimhaut und verstärkter Magensäureproduktion, Gefahr von Magengeschwüren
- seltsames Schwitzen ohne ersichtlichen Grund
- Mauke, Pilzbefall
- Schwellungen, Ödeme
- Insulinresistenz
- schlechtes Kauen, Heu kann oft nicht mehr zerkleinert werden

Equiner Cushing Komplex Z
Hypophyse D 12
Nebennieren D 30
Entzündungs Komplex Z
hormonelles Gleichgewicht D 30

10. Equines Metabolisches Syndrom EMS

Ursache: Störungen und Fehlsteuerung des Kohlenhydrat-, Fett-, Eiweiß- oder der Mineralstoffwechsel. EMS gilt als eine typische Wohlstandkrankheit beim Pferd. Ein Überangebot an Nahrung, in Kombination mit Bewegungsmangel oder auch genetische Veranlagung. Die Entstehung ist noch nicht vollständig geklärt, zu große Kalorienaufnahme, Verfettung, Fettdepots sind hormonell aktiv, freigesetzte Hormone vermindern die Empfindlichkeit des Gewebes auf das Insulin und in fortgeschrittenen Fällen resultiert eine chronische Insulinresistenz.

Symptome: Haut (Sommerekzem, Raspe, Mauke), ECS (Equines Cushing Syndrom), EMS (Equines Metabolisches Syndrom), Diabetes (zu hoher Blutzuckerspiegel), PSSM (Polysaccharide Speicher Myopathie), KPU (auch HPU = Hämopyrrollactamämie, KPU = Kryptopyrrolurie), Kreuzverschlag (Tying up) oder es können Magen-Darm-Erkrankungen auftreten. Stoffwechselentgleisungen durch Nierenschwäche: Hautjuckreiz, Hautallergien, Warzen, Hautpilz, Parasiten der Haut, angelaufene oder geschwollene Beine und Auffälligkeiten beim Schwitzen.
Stoffwechselstörungen durch Leberschwäche: Immer wiederkehrende Augenentzündungen, Koliken, Hautprobleme, einzelne lange Haare oder dunkle Fellbereiche an den Flanken sind im Haarkleid, streifenförmiges Fell im Bereich des Rumpfes.

Tierischer HPU Komplex Z
HPU Komplex Z
Stoffwechsel Komplex Z
Insulinrezeptoren D 30

11. Hufkrebs Pododermatitis chronica verrucosa, Parakeratose

Ursache ist eine Parakeratose, gestörte Hornbildung, Bakterien gelangen über den Strahl hinein, Strahlfäule verursacht eine Entzündung der Huflederhaut.
Papillomviren, vernachlässigte und falsche Hufbearbeitung, matschiger, feuchter, nasser Boden, unbehandelte Strahlenfäule.

Symptome: Wucherungen bis auf die Hornhaut, Lahmheit, Huf ist instabil und verformt Anfangsstadium an der Sohle im Bereich des Strahls, blumenkohlartiges Aussehen, weiche, weiß - gelbliche Massen mit käsiger, faulig stinkender Schmiere, Haare am Hufrand stehen ab und wachsen wie Borsten in alle Richtungen, jede Berührung ist schmerzhaft, neu gebildete Zellen der Lederhaut verhornen nicht mehr, im Extremfall kommt es zum Ausschuhen.

Parakeratose Komplex Z
korrekte Hornbildung D 30
Bakterien Nosode D 30
Imipenem D 30
Entzündungs Komplex Z
Tuberculinum KOCH alt D 200
Lachesis D 30

12. Hufrehe

Ursache: Hufrehe ist keine orthopädische Erkrankung, sondern eine innere Erkrankung, bei der die Blutgefäße im Huf geschädigt werden, Überfütterung, zu große Mengen an Eiweiß, Fruktan und Stärke, abrupte Futterumstellung.
Diese Formen werden unterschieden:
- Wohlstandsrehe
- Belastungsrehe
- Geburtsrehe
- Toxische Rehe

Symptome: Bei Hufrehe wird nach und nach der Aufhängeapparat des Hufbeins zerstört.
- Zittern und Schwitzen, Puls und Atmung erhöht
- starke, klopfende Pulsation am Fesselkopf
- im Stand entlastet das Pferd die schmerzenden Zehen, indem es die Vorderbeine weit nach vorne verlagert und die Hinterbeine unter den Körper schiebt (Rehe-Stellung),
- oft liegen die Tiere viel.
- typisch ist auch die ständige Gewichtsverlagerung von einem Vorderbein aufs andere.
- beim Laufen tritt das Pferd zuerst mit Ballen und Trachten auf, erst danach klappt der vordere Teil des Hufs auf den Boden. Die Schritte sind flach und kurz.

Hufrehe Komplex Z
Belladonna D 30
Arteriae D 30
Schmerz Komplex Z

13. Hufrollenentzündung = Podotrochlose, Hufrollennekrose, Palmar-Huf-Syndrom (PHS)

Ursache: Genetische Veranlagung, Bewegungsmangel, mangelhafte Ernährung, durch einen Nageltritt, starker Stoß auf Steine, unregelmäßige Hufpflege, unsachgemäß zugeschnittene Hufe, schlecht durchblutete Hufe, übermäßige Belastung, ja Barfußlaufen (kein Beschlag) fördert die Durchblutung der Hufe.

Symptome: Eine schleichende entzündliche, degenerative Veränderung im Bereich der Hufrolle des Hufes, die aus Strahlbein, Beugesehne und Hufrollenschleimbeutel besteht, der hintere Bereich des Hufes (Trachtenregion) wird entlastet, führt zu engen hohen Huf mit eingezwängten Trachten, vermehrt belasteter Zehenbereich, führt hier zu einer verstärkten Abnutzung, Entzündung der Schleimbeutel zwischen Sehne und Strahlbein. Eine Entzündung des Strahlbeingewebes führt zu Verknöcherungen, zu Sehnenauffaserungen, auch zu Knochenveränderungen, und somit langfristig zur Zerstörung des Strahlbeins.

Hufrollen Komplex Z
Conium D 30
Entzündungs Komplex Z
Calcium fluoratum D 30
Ruta D 30
Strahlbeinstabilität D 30
alle Meridiane D 30

14. Strahlfäule

Ursache: Falsche oder vernachlässigte Hufpflege, kotverschmutzter unhygienischer Stall oder Auslauf, der Huf hat mit Urin oder Pferdeäpfeln sehr regelmäßigen Kontakt.
Verantwortlich für Strahlfäule sind Fäulnisbakterien und Pilze durch Kot und Urin. Besonders Pferde mit sehr engen Hufen und Bockhufen sind anfälliger.

Symptome: Typisch für Strahlfäule ist der faulige und gammelige Geruch am Huf, schwarze oder dunkelbraune Schlieren in den Strahlfurchen, der komplette Strahl wird schwarz und löst sich ab. Es resultieren Spalten, Löcher und Risse, das Strahlhorn löst sich in ganzen Sätzen ab. Es kommt zur Lahmheit.

Strahlfäule Komplex Z
Bakterien Nosode D 30
Pilz Nosode D 30
Imipenem D 30

15. Kolik

Ursache: Vermehrte Parasiten, Unterkühlung, mangelnde Bewegung, Fütterungsfehler, Sandfressen, Gebissfehlstellungen, Zahnprobleme, Giftpflanzen im Heu oder auf der Weide, Tumore, Geschwüre, schwacher Kreislauf, Verstopfung, Magenüberladung, Abszesse, psychische Ursache bei Stall- und Besitzerwechsel, Turnierstress, Herdenstress und Überforderung.

Symptome: Schmerzen im Magen-Darm-Bereich, plötzliche Unruhe und ängstlicher Ausdruck, flehmen, scharren, legen sich immer wieder hin, schlagen sich gegen den Bauch, am Boden hin und her wälzen, sägebockartige Haltung, sitzen auf den Hinterbeinen, Puls und Atmung erhöht, Intervallschmerzen, Kot - und Harnverhalten, Zittern, Muskelzucken. Bei lauten Darmgeräuschen ist eine Gaskolik anzunehmen, bei ganz leisen oder nicht hörbaren Darmgeräuschen ist eine Krampfkolik anzunehmen.
Es gibt verschiedene Kolikarten:
Magenkolik, Blähungskolik, Dickdarmkolik, Dünndarmkolik, Gaskolik, Krampfkolik, Nierenkolik, Sandkolik, Anschoppungs - oder Verstopfungskolik, Embolische Kolik (durch Parasiten).

Kolik Komplex Z
Parasiten Nosode D 30
Imipenem D 30
Crotalus horridus D 6, D 12, D 30
Stress Komplex Z
Calcium carbonicum D 30
Cuprum metallicum D 1000

16. Schlundverstopfung

Die primäre und die sekundäre Schlundverstopfung haben unterschiedliche **Ursachen:**
Die **primären** Schlundverstopfungen: Falsche Fütterung bzw. fehlerhafte Nahrungsaufnahme, nicht ausreichend eingeweichtes Futter, unzureichend gekaute Apfel-, Möhren-, Obst- und Gemüsestücke, auch klein geschnittenes Obst und Gemüse kann die Ursache sein, quellfähiges Futtermittel, Füttern nach großer Anstrengung.
Die **sekundären** Schlundverstopfungen: Aufgrund einer Vorerkrankung, die direkt von der Speiseröhre ausgeht, z.B. Speiseröhrenverengung.

Symptome: Plötzliches Stoppen der Futteraufnahme, Auftreten eines starken Würgehustens, Nasenausfluss mit Futterbeimengungen, der Kopf wird vermehrt Richtung Boden gesenkt, eventuell Schwellungen am Hals, vermehrtes Speicheln, starkes Schwitzen und Panik.

Schlundverstopfungs Komplex Z
Energiefeld D 30
korrekter Schluckakt D 30
korrekte Nahrungspassage D 30

17. Headshaking, Kopfschütteln

Es gibt zwei Kategorien: Das symptomatische und das idiopathische Kopfschütteln (Ursache unbekannt).
Es gibt viele **Ursachen**, zu 80% sind es Irritationen oder Entzündungen des Trigeminusnerv. Des Weiteren kommen in Frage:
- Hauterkrankungen
- Ohrentzündung bei Milbenbefall
- krankhafte Veränderungen der Nasengänge oder Nasennebenhöhlen
- Augenkrankheiten
- Probleme am Nackenband und Rückenprobleme
- Pilzinfektionen des Luftsackes
- Erkrankungen der Kopfnerven
- Mittelohrentzündungen
- Gefäßstörungen in den Nasengängen
- frei bewegliche Traubenkörner an der Iris des Auges
- Zahnprobleme
- fehlerhaftes Zaumzeug, (z.B. zu enger Stirnriemen)
- im Zaumzeug eingeklemmtes Mähnenhaar
- Fehler des Reiters bzw. eine ungeschickte Hand, Rittigkeitsprobleme
- Allergene oder eine klassische Allergie
- Probleme im Bereich der oberen Halswirbelsäule
- starke Ammoniakbelastung im Stall und vieles mehr.

Vom idiopathischen Headshaking spricht man dann, wenn alle bekannten möglichen Ursachen ausgeschlossen wurden, evtl. psychische Ursache.

Symptome:
- Wallache sind am meisten betroffen
- plötzliches, ruckartiges Hochreißen des Kopfes ohne jegliche Vorwarnung
- häufiges Nasereiben an der Boxenwand
- Stampfen mit den Vorderbeinen
- Flehmen und das Spielen mit der Zunge
- Niesen oder Schnauben
- saisonales Auftreten in den Frühjahrs- und Sommermonaten mit zunehmender Tageslichtlänge
- vermehrte Symptome bei grellem Sonnenlicht und Wärme
- Überempfindlichkeit bei Pollenflug und vielen Insekten in der Luft
- versucht direktes Sonnenlicht zu vermeiden, sofern die Möglichkeit besteht.

Headshaking Komplex Z
Phosphor D 1000
Kleinhirn D 30
Herpes Nosode D 30
Imipenem D 30
Nerven Komplex Z
Psycho Komplex Z

18. Koppen

Die **Ursachen** sind nicht geklärt. Vermutet wird eine nicht ausreichende Beschäftigungsmöglichkeit, zu wenig Bewegung, fehlender Kontakt zu Artgenossen, Reaktion auf Langeweile, bestimmte Zuchtlinien. Koppen gibt es häufiger bei schlechter Fütterung, d. h. insbesondere bei Mangel an Raufutter oder bei zu langen Fütterungspausen. Neuere Studien deuten darauf hin, dass das Koppen die Speichelproduktion anregt. Da die verstärkte Speichelproduktion der Übersäuerung des Magens entgegenwirken kann, wird vermutet, dass Koppen nicht die Ursache von Magenproblemen ist, sondern ein Versuch des Pferdes, diese zu lindern.

Symptome: Koppen ist eine Verhaltensstörung und zählt wie das Weben zu den Stereotypien. Das Öffnen des Schlundkopfes durch Anspannen der unteren Halsmuskulatur, woraufhin Luft in die Speiseröhre einströmt, ein Rülpser Geräusch entsteht.
Es gibt zwei Formen des Koppens:
Das **Aufsetzkoppen**: Die oberen Schneidezähne werden auf einen Gegenstand aufgesetzt mit stark gebogenem Hals.
Das **Freikoppen**: Der Kopf wird erst zur Brust bewegt und dann in einer ruckartigen Bewegung nach vorne gerissen.

Koppen Komplex Z
Calcium carbonicum D 30
Curare D 30
Psycho Komplex Z

19. Weben

Ursache ist eine Verhaltensstörung und zählt wie das Koppen zu den Stereotypien. Ausgelöst wird das Weben durch Langeweile, Stress, Trauma und Boxenenge.

Symptome: Das Pferd pendelt mit dem Kopf und Hals hin und her, das Gewicht wird von einem Vorderbein auf das andere verlagert, bei sehr starkem Weben pendelt die Hinterhand in die Gegenrichtung, kann zu Schäden im Bereich der Vorhandgelenke, der Knochen und Sehnen führen, diese Bewegungsabläufe sind auch von anderen Tieren in Gefangenschaft bekannt.

Koppen Komplex Z
Calcium carbonicum D 30
Curare D 30
Psycho Komplex Z

Teil 4a
Die Koliken beim Pferd

Komplexmittel:	Notfall Vorbereitungs Komplex Z - für Pferd und Halter bzw. Helfer	
	Darmsanierungs Komplex Z	Verdauungs Komplex Z
	Darm Komplex Z	Schmerz Komplex Z
	Magen Komplex Z	Solarplexus D 30
Darmlähmung nach OP:	Plumbum metallicum D 200	

1. Verstopfungskolik

Ursache: Unsachgemäße Fütterung, Wurmbefall, Bewegungsmangel, der Darmdurchgang wird durch harte Futter- oder Kotmassen behindert.

Symptome: Geringe bis mittelgradige Schmerzen, scharren mit den Vorderbeinen, Umsehen nach dem Bauch, Niederlegen, ruhiges Liegenbleiben, verstörte Blicke, Schmerzen anfallsweise oder andauernd, Urin- und Kotabsatz erfordert starkes Pressen mit geringem Absatz.
- Aconitum D 30, nimmt die Unruhe
- Nux vomica D 30, stabilisiert das vegetative Gleichgewicht
- Colocynthis D 1000, mildert starke Schmerzen
- Plumbum metallicum D 200, heftige Krämpfe, vergeblicher Harndrang und Verstopfung
- Laurocerasus D 30, Harndrang, bei besonderer Heftigkeit des Krankheitsverlaufes

2. Krampfkolik

Ursache: Darmkatarrhe durch unsachgemäße Fütterung, Erkältung, Wetterwechsel.

Symptome: Schwere Kolikanfälle, der Darm kann sich verlagern und eine Verstopfungskolik kann entstehen, gestaute Futtermassen beginnen zu gären und Blähungen entstehen.
Aconitum D 30, nimmt die Unruhe
Belladonna D 30, schneller Puls und Schweißausbrüche
Colocynthis D 1000, starke Schmerzen und wässriger Kot und viele Gase
Plumbum metallicum D 200, heftige Krämpfe, vergeblicher Harndrang und Verstopfung

Coffea praeparata oral, anthroposophisches Mittel: Enthält hochkonzentriertes Koffein, das eine stimulierende Wirkung auf das Herz des Pferdes, den Blutkreislauf und andere rhythmische Prozesse im Körper des Pferdes hat, wie den Magen-Darm-Trakt oder das zentrale Nervensystem. Harmonisierung des Stoffwechsel- und Nerven-Sinnessystems durch Stärkung des rhythmischen Systems.
Pferde 50 - 100 ml per os tägl.
Fohlen 10 - 20 ml per os tägl. (p.o. = per os, d. h. zur Eingabe ins Maul)

ColoSan: Bei futterbedingten und verdauungsbedingten Blähungen, Aufgasung, Fäulnisentwicklungen und anderen Magen-Darm-Defiziten. Reguliert die Verdauung und alle Verdauungsabläufe. Mit Anisöl, Fenchelöl, Kümmelöl, chinesischem Zimtöl und Schwefel.
Pferde (500 kg) 15,0 ml p.o. tägl.
Fohlen (75 kg) 7,5 ml p.o. tägl. (p.o. = per os, d. h. zur Eingabe ins Maul)
Etwa 30 Minuten nach der Eingabe Wasser zur Verfügung stellen, da die Tiere in der Regel durstig werden.
Bei Bedarf Wiederholung der Eingabe nach ½ - 2 Stunden.

3. Gas-, Wind - und Gärungskolik

Ursache: Anstauungen von Futter und Gasen vor verengten, abgeschnürten oder verstopften Darmabschnitten entstanden durch gärendes oder verdorbenes Futter

Symptome: Anfallsweise schwere Kolikanfälle, aufgetriebener Bauch, tiefere Abschnitte des Darms können auf der rechten Seite getastet werden, die Tiere stehen, keine Futteraufnahme, Schweißausbrüche in schweren Fällen, Puls nicht über 50, Gaskoliken sind heftig und am wenigsten gefährliche Kolik, Tod durch Herzschwäche.
- Aconitum D 30, nimmt die Unruhe
- Belladonna D 30, schneller Puls und Schweißausbrüche
- Colchicum D 30, Blähungen und Koliken
- Ammonium causticum D 30, erschwerte Atmung und Kurzatmigkeit
- Asa foetida D 30, Blähungen

4. Graskrankheit: Diese Erkrankung tritt nur bei Weidegang auf!

Ursache: Nervlich bedingte Darmlähmung, Pferde von 3 - 6 Jahren

Symptome: Ständige Koliken, Spielen mit den Lippen, Wasser läuft aus den Nasenlöchern heraus, Nüstern mit erbrochenem Mageninhalt verklebt, schmutzig rote Schleimhäute, faulig riechender Atem, Puls und Atmung beschleunigt, unter Schweifrübe und am Schweifansatz Schaum und seifige Blasen, heruntergekommener Zustand, Schwund der Hinterhandmuskulatur, hundesitzartige Stellung, stellenweise Schwitzen, Zittern der Schultermuskulatur. Es gibt keine befriedigende Therapie, in England wird zur Lösung der Lähmungen eingesetzt:
- Gelsemium D 200, Lähmungen am Kopf
- Plumbum metallicum D 200, Darmlähmungen
- Conium D 30, Lähmungen der Hinterbeine
- Cocculus D 30, Lähmungen der Beine
- Zincum metallicum D 30, Muskelzittern, örtlich begrenztes Schwitzen
- Nux moschata D 30, weicher Kot in kleinen Mengen
- Alumen D 30, ausgeprägte Schwierigkeiten beim Schlucken von Flüssigkeiten, Muskelschwäche
- Phosphorus D 1000, Futter kommt wieder hoch, allgemeine Muskelschwäche
- Acidum phosphoricum C 6, fortschreitende Schwäche, Abmagerung
- Thallium C 6, Tremor, Muskelatrophie

Weitere homöopathische Kolikmittel:
- Chamomilla D 1000, Kolik mit Zorn, Ungeduld, Reizbarkeit, Blähungskolik plötzlich
- Opium C 1000, schwere Kolik durch Anschoppung oder Obstruktion, rezidivierende obstruktive Kolik
- Mercurius sublimatus corrosivus D 30, ängstlich, ruhelos, kolikartige Schmerzen
- Magnesium phosphoricum D 30, Blähungskolik, Zusammenkrümmen und Anziehen der Beine
- Lycopodium D 1000, Kolik durch Fermentation des Futters, Berührung wird abgelehnt, Unbehagen
- Rhus toxicodendron D 30, Kolik nach Durchnässung oder Unterkühlung, milde Symptome
- Dulcamara D 30, Kolik nach Durchnässung oder Unterkühlung, milde Symptome
- Alumina D 30, Anschoppungskolik mit heftigem Pressen, durch Verstopfung oder Sandsteine
- Bryonia D 30, Anschoppungskolik mit großem Durst, Bewegung verschlimmert
- Carbo vegetabilis D 30, Blähungskolik mit Schwäche, durch mangelhafte oder träge Verdauung
- China D 30, durch Austrocknung bedingte Blähungskolik, postoperative Kolik
- Dioscorea D 30, Blähungskolik mit Besserung durch Strecken, im Gegensatz zu Colocynthis

Seltenere Kolikmittel: nach dem Tierarzt Tim Couzens
- Sulfur D 30, Kolik nach dem Trinken, Absatz von hartem Kot in großen Mengen
- Pulsatilla D 1000, Blähungskolik nach reichhaltigem Futter, gewöhnlich abends
- Staphisagria D 1000, Kolik durch Ärger, Groll oder Frustration
- Cuprum metallicum D 1000, Krampfkolik mit heftigen Spasmen mit Unterbrechungen
- Raphanus D 30, hochgradige Auftreibung des Abdomens trotz Behandlung
- Zincum metallicum D 30, Blähkolik durch Überfressen oder zu schnelles Fressen, aufgekrümmt
- Argentum nitricum D 1000, Blähkolik durch Klaustrophobie / Raumangst, Erwartungsangst
- Podophyllum D 30, leichte geräuschvolle Kolik mit Durchfall
- Paraffinum D 30, leichte Anschoppungskolik bei Fohlen mit wiederkehrendem Pressen, alle paar Tage

5. Schüssler Salze

Nr. 7 Magnesium phosph. D 30 Nr. 10 Natrium sulfur. D 30 Nr. 9 Cuprum arsenic. D 30

6. Akupunktur / Akupressur

Einzelmittel: **alle Meridiane D 30** oder einzelne spezifische Meridiane in D 30 potenzieren, evtl. Mental- oder Fernakupunktur an einem Tiermodell oder einer Grafik nadeln.

		Shu - Punkte:
Dü 3	KG 12 Meisterpunkt Magen	
Le 8	Ma 1	Leber - Bl 18
Le 3	Ma 36	Magen - Bl 21
Di 4	Ma 45	Dickdarm - Bl 25
Di 11	MP 6	Dünndarm - Bl 27

7. Bachblüten:

Die Dosierungen individuell austesten. Rescue Tropfen, Vervain, Impatiens, Vine.
z.B. ein Spray mit Wasser herstellen und ins Maul oder in die Ohrmuschel sprühen.

8. Ätherische Öle:

Die Öle und ihre Zusammensetzung immer individuell austesten.
Zur Anwendung z.B. mit Johanniskraut Öl verdünnen, Bauch und Innenohren bestreichen: Neroli, Fenchel, Anis, Kümmel, Ingwer, Lavendel.

Achtung! Die FN (Deutsche Reiterliche Vereinigung) sagt bzgl. Doping und ätherische Öl für folgende Substanzen und Anwendung besteht eine 2-tägiger Karenzzeit:
- Baldrian, Eukalyptus, Ingwer, Thymian, Weihrauch
- alle ätherische Öle zur Inhalation
- alle ätherische Öle in Futtermitteln / Pflanzenmaterialien

9. Kräuter:

Die Kräuter - Zusammensetzungen immer individuell austesten!
Tagesdosis Kräutermischung: Kaltblut 70g, Warmblut 60g, Vollblut 50g, Pony 30 - 40g
Anwendungsdauer je nach Erkrankung:
akut: 1 - 8 Wochen, nach Heilung ca. noch 3 - 5 Tage weiter füttern
chronisch: 4 - 6 Wochen, 4 Wochen Pause, dann wiederholen, höchstens 4 Kuren jährlich

Bauchkrämpfe, Krampfkolik:
Baldrian, Basilikum, Bergamotte, Dill, Lavendel, Mandarine, Muskatellersalbei, Weihrauch, Majoran

Blähungen, Gaskolik:
Baldrian, Bergamotte, Fenchel, Rosmarin, Dill, Ingwer, Wacholderbeere, röm. Kamille, Lavendel, Majoran

Teil 5
Die häufigsten Krankheiten bei Hühnern

1. Parasiten

Ursache: Kokzidien = parasitäre Einzeller, betroffen sind insbesondere die Küken, die abmagern und unter Durchfall leiden. Man unterscheidet:
Blinddarmkokzidiose, Dünndarmkokzidiose und Enddarmkokzidiose.

Symptome:
Blut im Kot (rote Kükenruhr) oder weißer flüssiger Kot (weiße Kükenruhr)
- Rote Vogelmilbe
- Federlinge
- Hühnerflöhe
- Luftsackmilben
- Fußräudemilben - Kalkbeinmilben
- Würmer: Spulwürmer, Haarwürmer, Bandwürmer, Luftröhrenwürmer

Parasiten Komplex Z
Parasiten Nosode D 30
Imipenem D 30
Psorinum D 30
Crotalus horridus D 6, D 12, D 30
Darm Komplex Z

2. Ansteckender Hühnerschnupfen

Ursache: Infizierung mit Avibacterium paragallinarum, die Krankheit ist sehr ansteckend.

Symptome: Nasenausfluss und entzündete Bindehäute, typischer „Eulenkopf" infolge von geschwollenen Nasennebenhöhlen, Niesen, Schnabelatmung, Kopfschütteln, da die Nasenöffnungen verklebt sind. Die gesamte Herde ist matt, frisst schlecht und trinkt wenig, die Leistung ist reduziert.

Hühnerschnupfen Komplex Z
Bakterien Nosode D 30
Imipenem D 30
Mucosa D 30
Kalium bichromicum D 30

3. Aviäre Influenza - Vogelgrippe, Geflügelpest

Ursache: Eine hochansteckende Viruskrankheit, wird von aviären Influenzaviren ausgelöst, HPNAIV (Highly Pathogenic Notifiable Influenza Virus), hoch pathogenes Virus des Typs H5 oder H7, auch andere Vögel sind empfänglich. Häufig überträgt Wildgeflügel das Virus, erkrankt aber selbst nicht daran, die Proben sind aber positiv. Hierbei tötet man den Bestand tierschutzgerecht.
Weitere Maßnahmen: Einrichtung einer Schutzzone rund um den Ort des Seuchenausbruchs.
Übertragung durch direkte Kontakte des Geflügels mit infizierten Wildvögeln, indirekte Kontakte: Einstallung neuer Tiere, Personen- und Fahrzeugverkehr, Geräte, Futter, Einstreu und Wasser, Spuren von Kot, Nasensekreten von Wildvögeln reichen für die Übertragung aus.
Allgemein:
Die Erkrankung verläuft schnell und endet bei fast allen betroffenen Tieren mit dem Tod.

Symptome:
Diese Symptome sind möglich: Hohes Fieber, allgemeiner Schwäche, stumpfes struppiges Federkleid, Teilnahmslosigkeit und Appetitlosigkeit, erschwerte Atmung mit geöffnetem Schnabel, Ödeme an Kopf, Hals, Kamm, Kehllappen, Beinen und Füßen, Blauverfärbung der Haut und Schleimhäute, wässrig-schleimiger und grünlicher Durchfall, neurologische Störungen, Eier dünnwandig oder schalenlos.

Vogelgrippen Komplex Z
Virus Komplex Z
Imipenem D 30
Arsenicum album C 30

4. Mykoplasmose

Ursache: Bakterielle Atemwegs-/Darmerkrankung verursacht durch Mykoplasmen, befällt vor allem geschwächte Tiere, zählt zu den Faktorenkrankheiten.
Hierzu gehören schlechte Hygiene im Haltungsbetrieb, Auftreten anderer Begleitinfektionen, Stress. Vier bis acht Wochen alte Hühnerküken erkranken am häufigsten.

Symptome: Zuerst entzündete Bindehäute und Nasen- und Augenausfluss, Atemwegsgeräusche, Tiere fressen weniger und ihr Gefieder wirkt ungepflegt, geschwollene Köpfe (angestautes Nasensekret), Schaum im Auge, verringerte Legeleistung und Schlupfrate, Lahmheit durch Gelenkentzündungen.

Mykoplasmose Komplex Z
Tuberculinum KOCH alt D 200
Imipenem D 30
Arsenicum album C 30

5. Geflügel - Tuberkulose

Ursache: Erreger ist das Mycobacterium avium Diese Mycobakterien sind sehr widerstandsfähig, so dass sie in der Umwelt jahrelang überleben und infektiös bleiben. Geflügeltuberkulose ist auf den Menschen übertragbar. Gefährdet sind immungeschwächte alte Menschen und Kinder.

Symptome: Schwer erkennbar, die Vogeltuberkulose verläuft schleichend, trotz Appetit magern die Tiere ab, sogar die Brustmuskeln schwinden, alles verläuft chronisch, und erst im fortgeschrittenen Stadium zeigen die betroffenen Hühner deutliches Unwohlsein, Kamm und Kehllappen verlieren ihre Farbe, die Vögel sterben durch Auszehrung oder inneres Verbluten. Eine dauerhafte Lösung ist nur durch das Töten aller Tiere und das Aufbauen einer neuen Haltung auf einem anderen Grundstück möglich.

Mykoplasmose Komplex Z
Tuberculinum KOCH alt D 200
Imipenem D 30
Arsenicum album C 30

6. Coliseptikämie, Colibazillose

Ursache: Verursacht durch bestimmte Escherichia coli Bakterienstämme, die speziell für Vögel pathogen sind, grundsätzlich sind Escherichia coli Bakterien ubiquitär verbreitet und Bestandteil der normalen Darmflora.

Symptome: Die Colibazillose tritt am häufigsten während der ersten acht bis zehn Lebenswochen auf, auch Legehennen erkranken, bei jungen Tieren spielt die Virulenz der Keime noch eine große Rolle, bei älteren Tieren ist die Coliseptikämie als Faktorenkrankheit wichtig, frühe Sterblichkeit, Entzündungen der Luftsäcke, des Dottersacks, des Herzbeutels, der serösen Häute und des Eileiters.

Coli Bazillose Komplex Z
Bakterien Nosode D 30
Imipenem D 30
Entzündungs Komplex Z

7. Newcastle-Krankheit oder Atypische Geflügelpest

Ursache: Das Newcastle Disease Virus aus der Familie der Paramyxoviridae verursacht die atypische Geflügelpest. Übertragungswege sind der Hühnerkot, Körperflüssigkeiten und Atemluft, bei Erkrankung eines Tieres müssen sämtliche mit ihm in Kontakt gekommenen Hühner getötet werden.
Die Krankheit ist schwerwiegend, hochansteckend und kann auf andere Vogelarten übertragen werden.

Symptome: Hohes Fieber, starker Rückgang der Legeleistung, Apathie und Appetitlosigkeit, Durchfall und Atemnot. Man hört Atemgeräusche, häufig ist der Kamm dunkel oder blau gefärbt, dünnschalige Eier, flüssiges Eiklar, viele Tiere sterben innerhalb der ersten fünf Tage.

Atypische Geflügelpest Komplex Z
Fieber Komplex Z
Arsenicum album C 30

8. Marek'sche Krankheit, Geflügellähme

Ursache: Herpesviren. Insbesondere Jungtiere sind betroffen, ab der 13. Woche sinkt die Morbidität.

Symptome: Lähmungen bei 12 bis 16 Wochen alten Tieren, diese Form tritt allerdings nur sporadisch auf, die akute Form tritt seuchenhaft auf, betroffen sind Küken bis zur 8. Lebenswoche, insbesondere 18 bis 22 Wochen alte Tiere versterben, Hautveränderungen in Form von Erhebungen, starke Gewichtsabnahme, krebsartige Wucherungen in den inneren Organen, Lahmheit, sie hinken mit einem Bein, die Flügel hängen schlapp herunter, sie strecken die Beine in unterschiedliche Richtungen.

Geflügellähme Komplex Z
Herpes Nosode D 30
Imipenem D 30
Causticum C 30
Polio Nosode D 30

9. Infektiöse Laryngotracheitis ILT

Ursache: Ein Herpesvirus. Es handelt sich um eine ansteckende Entzündung des Kehlkopfs und der Luftröhre.

Symptome: Husten, Keuchen, Atemnot, ausgewürgter Schleim ist blutig verfärbt. Sind die Virusstämme weniger virulent, können auch nur eine Nasennebenhöhlenentzündung oder eine Bindehautentzündung auftreten.

Laryngotracheitis Komplex Z
Herpes Nosode D 30
Imipenem D 30
Husten Komplex Z

10. Infektiöse Bronchitis IB virale Atemwegsinfektion

Ursache: Erreger ist das Infektiöse Bronchitis Virus IBV, ein Coronavirus des Haushuhns und des Fasans, das über Tröpfcheninfektion übertragen wird. Die Krankheit breitet sich schnell aus, insbesondere Jungtiere sind betroffen, bis zu 25 Prozent der Tiere können versterben.

Symptome: Am anfälligsten sind Küken und Junghühner. Es kommt zu Atemnot, Schniefen, Röcheln, Rasseln, singende Atemgeräusche, Schnabelatmung, schleimiger Nasenausfluss, verklebte Nasenlöcher (Picken im Dreck), Bindehautentzündung. Das Allgemeinbefinden ist gestört, die Tiere fressen schlecht, bei Legehennen führen Infektionen der Eileiter zu Legestörungen, geringere Legeleistung, die Eier sind dünnschalig, Windeier, deformierte Eier, unregelmäßige Schale, flüssiges Eiklar.

Bronchitis Komplex Z
Husten Komplex Z
Virus Nosode D 30
Bakterien Nosode D 30
Imipenem D 30
Immun Komplex Z
Skorpion sc D 30
Pertussinum D 30
Thuja D 200

11. Gumboro Krankheit, Infektiöse Bursitis IBD

Ursache: Infectious Bursal Disease ist eine der am häufigsten in Geflügelbeständen vorkommenden viralen Erkrankungen bei jungen Hühnern, vor allem Masthähnchen und Junghennenküken, hoch ansteckend. Der Erreger ist ein Birnavirus, zerstört unreife B- Lymphozyten in der Bursa Fabricii, was zu einer Immunsuppression führt, richtet sich gegen die Bursa of Fabricius oder Bursa cloacalis, ein wichtiges Organ im sich entwickelnden Immunsystem junger Hühner, Übertragung durch infizierte Kleidung oder Ausrüstungsgegenstände, verbreitet sich leicht von Tier zu Tier, über Kot, über Nasen- oder Augensekret.

Symptome: Plötzlicher Ausbruch der Krankheit, die Hühner sind deprimiert, haben ein zerzaustes Gefieder, ein schlaffes Aussehen, sie picken an eigener Kloake, geschwollene und gerötete Kloakengegend, dünnflüssiger Kot, Futterverweigerung, Teilnahmslosigkeit, petechiale Blutungen in der Oberschenkel- und Brustmuskulatur, an der Verbindungsstelle zwischen Proventriculus und Muskelmagen können Blutungen und Erosionen auftreten, Bursa – Läsionen und schwere Schleimbeutelatrophie.
Sehr virulente IBDV - Stämme verursachen neben Schleimbeutelläsionen auch schwere Läsionen in anderen lymphatischen Organen. So auch in der Thymusdrüse, in den Blinddarmmandeln und in der Milz.

Bursitis Komplex Z
Bursa D 30
Immun Komplex Z
Lymph Komplex Z

12. Gestörtes Brutverhalten

Ursache: Ein Phänomen, welches oft bei Hühnern zu beobachten ist, die selbst in einem Brutapparat zur Welt gekommen sind. Modernen Hühnerrassen wurde der Bruttrieb weggezüchtet, zugunsten der Legeeigenschaften.

Symptome: Beim Verbleiben der Eier im Nest setzt kein Bruttrieb ein, die Hühner verlassen ihre Nester, bevor die Küken geschlüpft sind. Die Weiterzucht gelingt nur durch künstliche Brut.

Brut Komplex Z
traditionelles Brutverhalten D 30
Instinktverhalten D 30

13. Legenot

Ursache: Henne ist zu jung, das Ei ist zu groß, zu hohe Legeleistung, Kälte, Übergewicht des Tieres, Nährstoffmangel, vor allem Kalziummangel.

Symptome: Das Ei steckt zwischen dem Legedarm und der Kloake der Henne fest, die Henne versucht alles, um das Ei herauszupressen, doch nicht immer gelingt das, die Henne begibt sich immer wieder ins Legenest, Verweigerung von Nahrung und Flüssigkeit, ein harter Bauch (beim Abtasten kann man das Ei fühlen), läuft wie ein Pinguin im fortgeschrittenen Stadium, breitbeiniger Gang.

Legenot Komplex Z
optimale Beckenverhältnisse D 30
Legefähigkeit D 30
leichte Eiablage D 30

14. Perosis der Junghühner

Ursache: Genetische und haltungsbedingte Ursachen, Mangelernährung der Elterntiere, welche zu einem Mangel im Brutei führt, eiweißreiche Fütterung verstärkt die Symptome. Magnesiummangel, Cholinmangel.

Symptome: Das Sprunggelenk ist deformiert, die Achilles- und die Zehenbeugersehne rutschen ab, die Hühner können die Beine nicht mehr richtig aufstellen, humpeln, benutzen manchmal den Flügel als Unterstützung, Arthrose als Folgeerscheinung, Küken ab der 3. Lebenswoche können die Beinchen nicht mehr aufsetzen, die unteren Extremitäten werden nach hinten gedreht abgespreizt, kann auch bei Eintagsküken vorkommen.

Perosis Komplex Z
Manganum carbonicum D 6
Cholin D 6
Gelenk Standard Z
Muskel Komplex Z
Gelenkstabilität D 30

15. Bauchfellentzündung

Ursache: Häufige „Berufskrankheiten" bei Legehybriden, wenn eine Dotterkugel aus dem Eierstock in die Bauchhöhle wandert, statt in den Eileiter. Eine sich ausbreitende Infektion, oft tödlicher Verlauf, denn Hühner zeigen Schmerzen oft erst (zu) spät.

Symptome: Kotverschmierte Kloake, feste, eitrig - fibrinöse Masse, geschwollener Bauch durch einen Aszites (Bauchwassersucht, Ansammlung von Flüssigkeit in der Bauchhöhle durch Entzündungsprozesse), keine Legeaktivität mehr, krumme Schwanzhaltung und Rückenhaltung, Schmerzempfindlichkeit.

Peritonitis Komplex Z
Entzündungs Komplex Z
Eiter Komplex Z
Lachesis D 30

16. Osteopetrosis

Ursache: Erblich bedingte Krankheit, Gendefekt / Genmutation

Symptome: Deutlich sichtbare Auftreibung der Knochen durch Wucherung entarteter Knochenmarkszellen, Frakturen, Kleinwuchs, druckbedingte Nervenschädigungen, erkennbar auf Röntgenaufnahmen.

Osteopetrosis Komplex Z
Calcium fluoratum D 30
Hekla Lava D 30
optimale Ossifikation D 30

17. Aszites/Bauchwassersucht

Ursachen: Hochleistungszucht (Legehennen und Masthühnchen), Schädigung der Herzmuskulatur, erbliche Disposition.

Symptome: Häufiges Leiden.
Entzündlich: Durch Tumore, Entzündungen, Peritonitis.
Nicht entzündlich: Durch Herzinsuffizienz. Der Bauch ist praller, die Adern treten hervor, starke Entzündung des Legedarms, das Huhn steht breitbeinig hochaufgerichtet.

Aszites Komplex Z
Sepia D 30
Lymph Komplex Z
Entzündungs Komplex Z
Strophanthin D 30

18. Gehirn- und Rückenmarksentzündung

Ursache: Aviäre Encephalomyelitis, typische Jungtiervirusinfektion

Symptome: Zittern von Kopf und Hals, Krämpfe, Lähmungserscheinungen, Rudern mit den Beinen in Seitenlage, unsicherer Gang.

Encephalomyelitis Komplex Z
Virus Nosode D 30
Imipenem D 30
Entzündungs Komplex Z
Eiter Komplex Z

19. Hühnerpocken

Ursache: Hühnerpockenviren, Infektion über Hautverletzungen durch Picken, Kratzen oder Insektenstiche, über die Schleimhäute im Schnabel- und Rachenbereich, über das Auge, verschiedene Formen: Hautform, Schleimhautform, diverse Mischformen.

Symptome: Auf unbefiederten Hautbereichen, rötliche Pusteln am Kopf, Schnabel, Augenlid, Nasenöffnungen, Kamm, Kehllappen, weißgelbe Belege der Schleimhaut der Schnabelhöhle, Erstickungsgefahr, bei der Schleimhautform häufig Gesundheitsprobleme durch weitere Infektionserreger (Sekundärinfektionen), Gewichtsverlust, reduzierte Futteraufnahme, Erblindung bei Betroffenheit des Auges möglich.

Hühnerpocken Komplex Z
Virus Nosode D 30
Imipenem D 30
Haut Komplex Z
Entzündungs Komplex Z

20. Egg-Drop-Syndrom

Ursache: Eileiterentzündung. Diese wird über das Ei an das Küken übertragen. Zusätzliche Übertragungswege: Über Kot und Trinkwasser, Eierpappen sowie über andere Einrichtungsgegenstände.

Symptome: Legeleistungsabfall bis zu 50 % über eine Dauer von 2-10 Wochen, Windeier, Probleme bei der Schalenbildung, Enten übertragen das Virus an Hühner und Wachteln, die dann Legeleistungseinbußen zeigen. Das Verhalten ist normal und Verluste treten selten auf.

Egg-Drop-Syndrom Komplex Z
Entzündungs Komplex Z
Eileiter D 30

21. Leukose = Hühner - Leukämie

Ursache: Das aviäre Leukosevirus (ALV), im Alter von 6 – 10 Monaten

Symptome: Mattigkeit, Abmagerung, Durchfall, abnehmende Nahrungsaufnahme, blasses Gesicht, Entfärbung von Kamm und Kehllappen, Stillstand der Legetätigkeit, Lähmungserscheinungen, Tumorerkrankung.

Hühner Leukose Komplex Z
Virus Nosode D 30
Imipenem D 30
Arsenicum album C 30
Causticum C 30

22. Listeriose

Ursache: Über Lebensmittel auf Menschen übertragbar, Listerien (Bakterien) kommen in der Natur praktisch überall vor, im Boden und auf Pflanzen überleben sie wochen- bis monatelang.

Symptome: Sepsis (Blutvergiftung) mit unspezifischen Symptomen, plötzlichen Todesfälle, zentralnervöse Erscheinungen, unkoordinierte Bewegungen, Lähmung oder Verdrehung des Halses, Bindehaut, Darmentzündung, Auffälligkeiten in Leber, Milz und Lunge.

Listeriose Komplex Z
Listeriose Nosode D 30
Imipenem D 30
Cerebellum D 30
Causticum C 30

23. Geflügelcholera, aviäre Pasteurellose

Ursache: Bakterielle Infektion mit Pasteurella multocida, in Herbst- und Wintermonaten, von Schadnagern und Wildvögeln übertragen.

Symptome: Mattigkeit, Appetitlosigkeit, Durchfall, Atemnot, Gelenkschwellungen, Todesfälle plötzlich.

Geflügelcholera Komplex Z
Bakterien Nosode D 30
Imipenem D 30
Kalium bichromicum D 30

24. Pullorumseuche, Weiße Kükenruhr

Ursache: Infektion mit Salmonella pullorum, Übertragung von Tier zu Tier als auch über das Ei auf das Küken, durch symptomlos infizierte Ausscheidertiere, Schadnager, Parasiten oder Gerätschaften, meist Küken und Jungtiere betroffen, Teil der Embryonen stirbt bereits im Ei ab, viele verenden in den ersten Lebenswochen.

Symptome: Geschlüpfte Küken sind apathisch mit weißem Kotabsatz, hängenden Flügeln, allgemeiner Schwäche, Futterverweigerung, die Federn um den After sind verklebt, überlebende Küken wachsen zögerlich heran, struppig, deformierte Knochen, Gelenkentzündungen, Erblinden, ältere Tiere zeigen kaum klinische Symptome.

Kükenruhr Komplex Z
Salmonellen Nosode D 30
Imipenem D 30
Immun Komplex Z

25. Unspezifische Salmonellose

Ursache: Kann auf Menschen durch Salmonellen belastete Eier und Geflügelfleisch übertragen werden, durch verschiedene Salmonellen Serotypen, ansteckend. Wird über Kot, Parasiten, Schadnager, Wildvögel und alle möglichen Gebrauchsgegenstände übertragen.

Symptome:
Bei Küken: Geringgradiger Durchfall, vereinzelt Todesfälle in der Regel in den ersten 3 Lebenswochen.
Bei erwachsenen Tieren: Symptomloser Ausscheider und Träger, degenerierte Eifollikel, häufig unerkannte Infektion.

Kükenruhr Komplex Z
Salmonellen Nosode D 30
Imipenem D 30
Immun Komplex Z

26. Rotlauf

Ursache: Bakterium Erysipeloid, zählt zu den Zoonosen, akut, perakut, chronisch, Kontakt zu infizierten Tieren, kontaminierte Einstreu.

Symptome: Gerötete Hautareale.

Rotlauf Komplex Z
Bakterien Nosode D 30
Imipenem D 30
Immun Komplex Z
Cutis D 30
Entzündungs Komplex Z

27. Aspergillose

Ursache: Schimmelinfektion durch Befall mit Pilzsporen, wenn Umgebungstemperaturen bzw. die Luftfeuchtigkeit stark schwanken, in den Luftsäcken bilden sich ideale Wachstumsverhältnisse (warm, feucht) für Aspergillus Pilzarten (auch Luftsackpilze genannt), Übertragung von Tier zu Tier.

Symptome: Weiße blasse Gesichtsfarbe, Mattigkeit, Appetitlosigkeit, Atemgeräusche, Seitenlage, Atemnot.

Schimmelpilz Komplex Z
Schimmelpilz Nosode D 30
Imipenem D 30
Immun Komplex Z

Die häufigsten Indikationen für Impfungen bei Hühnern:
- ansteckender Hühnerschnupfen
- Newcastle-Krankheit oder Atypische Geflügelpest - Impfpflicht
- Marekscher Krankheit, Geflügellähme
- Infektiöse Laryngotracheitis ILT
- Coccidiose Impfung
- Infektiöse Bronchitis IB

Teil 6
Die häufigsten Krankheiten bei Ziervögeln

Ziervögel in der Hobbyhaltung, z.B. Papageien, Sittiche, Finken, bedürfen normalerweise keiner Impfung. Bei Neuzugängen bzw. Zukauf wird zu einer Quarantäne geraten, bis tierärztlich abgeklärt ist, dass keine ansteckenden Erkrankungen vorliegen.

1. Papageienkrankheit, Psittakose

Ursache: Bakterielle Infektion, Chlamydia psittaci, Übertragung durch Kot oder Sekreten aus Auge und Nase, infizierte Vögel zeigen nicht immer klinische Anzeichen (latente Infektion), Chlamydien werden dennoch ausgeschieden und unwissend übertragen, auch auf andere Vogelarten wie Sittiche, Möwen und Tauben.

Symptome: Grippeähnlich, Appetitlosigkeit, Gewichtsabnahme, Gefieder glanzlos und struppig, müde, Gliederschmerzen, hohes Fieber. gerötete und angeschwollene Augen (Konjunktivitis), Schnupfen, Atemnot, entzündete Nase (Rhinitis) und Nasennebenhöhlen (Sinusitis) Lungenentzündungen (Pneumonie), neurologischen Anzeichen, z. B. Zittern oder Lahmheit, Atemwegsprobleme, Durchfall, chronisch über lange Zeit krank, versterben auch innerhalb kürzester Zeit.

Psittakose Komplex Z
Bakterien Nosode D 30
Virus Nosode D 30
Imipenem D 30
Immun Komplex Z
Arsenicum album C 30

2. Pacheco-Krankheit

Ursache: Die Viren können über lange Zeit im Körper des Papageien verbleiben, ohne klinische Anzeichen hervorzurufen (latente Infektion), sterben innerhalb weniger Stunden / Tage.

Symptome: Schlapp (Apathie), Gefieder wirkt farblos und stumpf, Appetit sinkt, vermehrtes Trinken, trinkt mehr, produziert gelblichen bis grünlichen, teilweise auch blutigen Durchfall, Erbrechen.

Pacheco Komplex Z
Virus Nosode D 30
Imipenem D 30
Arsenicum album C 30

3. Vogelpocken

Ursache: Vor allem sind Kanarienvögel betroffen. Pocken-Virus, durch Insektenstiche, Übertragung von infiziertem Vogel, kann tödlich enden. Einmal ausgebrochen, wird der Vogel sie nicht mehr los, steckt jederzeit seine Mitbewohner an, es gibt keine wirkungsvolle Behandlungsmöglichkeit.

Symptome: Eitrige Bläschen an Hornteilen und Schnabel, erkältungsähnliche Symptome, Atemnot.

Hühnerpocken Komplex Z
Virus Nosode D 30
Imipenem D 30
Haut Komplex Z
Entzündungs Komplex Z

4. Polyoma

Ursache: Infektionskrankheit Aviäres Polyomavirus (APV), Nestlingskrankheit, Wellensittiche am verlustreichsten, andere Papageienarten eher subklinisch, hohe Tenazität. schnelle Ausbreitung, horizontale Übertragung (Staub, Kot), vertikale Übertragung (Persistenz in Hoden/Ovar).

Symptome: Leberschädigung, Hydroperikard, Hypoproteinämie, verminderte Gerinnungsfaktoren, Ödeme, Aszites, vergrößerte Leber und Herz, Nekrosen, gestaute Nieren.
Akuter Verlauf: Nestlinge vor allem betroffen. Zittern, Inappetenz, plötzliche Todesfälle, erhöhte Blutungsneigung.
Chronischer Verlauf: Nestlinge 2 Wochen alt, Störungen im Federkleid bis zur Flugunfähigkeit.
Klinisch inapparenter Verlauf: Latent infizierte Vögel als Virusreservoir mit intermittierender Virusausscheidung, hoher Antikörperspiegel, Stressmanifestation, teilweise zentralnervöse Störungen, Tod oder Kropfentleerung.

Polyoma Komplex Z
Virus Nosode D 30
Imipenem D 30
Leber Komplex Z
Lymph Komplex Z

5. Legenot

Ursache: Henne ist zu jung, das Ei ist zu groß, zu hohe Legeleistung, Kälte, Übergewicht des Tieres, Nährstoffmangel, vor allem Kalziummangel

Symptome: Das Ei steckt zwischen dem Legedarm und der Kloake der Henne fest, die Henne versucht alles, um das Ei herauszupressen, doch nicht immer gelingt das, Henne begibt sich immer wieder ins Legenest, Verweigerung von Nahrung und Flüssigkeit, ein harter Bauch (beim Abtasten kann man das Ei fühlen), läuft wie ein Pinguin im fortgeschrittenen Stadium, breitbeiniger Gang.

Legenot Komplex Z
optimale Beckenverhältnisse D 30
Legefähigkeit D 30
leichte Eiablage D 30

6. Krallen-Wachstumsstörung

Ursache: Falsche Haltung, Zehenfehlstellung, falsche Sitzstangen, genetische Bedingung, falsche Ernährung.

Symptome: Zu lange Krallen, deformierte Krallen, der Vogel kann nicht richtig laufen, oftmals sind auch Veränderungen am Schnabel und am Gefieder erkennbar.

Krallen Komplex Z
korrekte Krallen D 30
korrektes Wachstum D 30

7. Pilzinfektionen

Ursache: Verschiedene Pilzarten z.B. Hefepilz oder Schimmelpilz, mangelnde Hygiene, falsche Ernährung, Stress, vorherige Behandlung durch Antibiotika, niedrige Luftfeuchtigkeit.

Symptome: Magen-Darm, Atemwege, Haut, weißer Belag am Schnabel, grünlicher Durchfall, Federausfall, schuppige / trockene Federn, Hautentzündungen, Husten, Niesen, Atemprobleme, Erbrechen, Abmagerung.

Pilz Komplex Z
Pilz Nosode D 30
Imipenem D 30
Cutis D 30
Mucosa D 30
Immun Komplex Z

8. Aspergillose

Ursache: Schimmelinfektion durch Befall mit Pilzsporen, wenn Umgebungstemperaturen bzw. die Luftfeuchtigkeit stark schwanken, in den Luftsäcken bilden sich ideale Wachstumsverhältnisse (warm, feucht) für Aspergillus Pilzarten (auch Luftsackpilze genannt), Übertragung von Tier zu Tier.

Symptome: Weiße blasse Gesichtsfarbe, Mattigkeit, Appetitlosigkeit, Atemgeräusche, Seitenlage, Atemnot, Schnabelatmung, Krämpfe, Zittern, struppiges Gefieder, Papagei spricht weniger oder hat eine veränderte Stimme, Backenblasen durch Verengung der Nasennebenhöhlen. Bildet der Pilz Gifte (Mykotoxine), können Leberschäden (z.B. Erbrechen) entstehen.

Aspergillose Komplex Z
Schimmelpilz Nosode D 30
Imipenem D 30
Immun Komplex Z
Pulmo D 30

9. Milben

Ursache: Ansteckung erfolgt durch direkten Körperkontakt von Federn oder Schnabel, Stress, Infektionen, Fehlernährung.

Es gibt vier verschiedene Arten:
Federmilben: Nistet im Federkleid, ernährt sich von abfallenden Gewebesubstanzen.
Rote Vogelmilben: Dermanyssus gallinae, befindet sich nicht nur auf dem Tier, tagsüber Rückzug ins Versteck im Käfig, ernährt sich von Blut.
Räudemilben: Knemidocoptes pilae genannt. Einnisten an Orten ohne Federbedeckung, um den Schnabel, an Beine oder Augenlider. Besonders Wellensittiche sind betroffen.
Luftsackmilben: Sternostoma tracheacolum, lebt innerhalb des Tieres, vor allem im Bereich zwischen Nase und Lunge, Besiedlung meist in Luftröhre und Bauch-Luftsack.

Symptome: Veränderungen in Federkleid und Haut, Unruhe, häufigeres Putzen, Veränderungen der hornhaltigen Gebiete (Schnabel, Beine etc.), weniger Singeinheiten, Atemnot.

Milben Komplex Z
Psorinum D 30, D 1000
Immun Komplex Z
Dolichos pruriens D 30

10. Wurmbefall

Ursache: Verschiedene Wurmarten vor allem Spülwürmer (Askariden) und Haarwürmer (Capillaria), mangelnde Hygiene im Käfig, Übertragung durch Nahrung und Kot.

Symptome: Durchfall, geschwollener Bauch, Appetitlosigkeit, Schluckbeschwerden, Erbrechen. Evtl. Darmverschluss (kann für den Vogel tödlich enden).

Wurm Komplex Z
Crotalus horridus D 6, D 12, D 30
Imipenem D 30

11. Federrupfen

Ursache: Verhaltensstörungen durch zu kleinen Käfig, Putztrieb durch Langeweile, ungünstige Paarkonstellation, fehlende Beschäftigungsmöglichkeiten, mangelnde Umwelteinflüsse, zu wenig Bewegung, schlechtes Klima mit trockener Luft, Übergewicht (Adipositas), eine zu enge „Mensch-Tier-Bindung" oder Ablehnung, zu starke Änderungen des Umfelds, z.B. ständiger Standort-Wechsel des Käfigs.

Weitere Ursachen: Leber- und Nierenerkrankung, Fehlernährung mit Mangelsymptomen, Vergiftungen oder Verletzungen, hormonelle Störungen, Allergien, Bakterien-, Pilz- oder Parasitenbefall, virale Erkrankung.

Symptome: Übertriebener Putztrieb, Federverlust, Federschäden, die Rupf beginnt im Hals- und Brustbereich, weitet sich aus, die Kopfbefiederung bleibt erhalten, Federschäfte einseitig abgefressen, abgeknickt oder nur vorhanden, Reste der Schäfte vorhanden.
Sekundäre, bakterielle Infektionen können folgen, Beginn oft bei Eintritt der Geschlechtsreife.

Rupf Komplex Z
Verhaltensdestruktion D 30
Selbstschädigung D 30
Selbstfürsorge D 30
Trauma Komplex Z

Parasitenübersicht bei Vögeln

Parasit	eher selten bei:	tritt häufig auf bei:
Bandwürmer	überwiegend aus Tropen importierte Papagei Psittaciden (1. Generation)	
Darmflagellaten	Fink, Papagei Psittaciden, Taube	
Federlinge	alle Vögel	
Federmilben	alle Vögel	
Haarwürmer	Fink, Papagei Psittaciden	Taube, Drossel
Kalkbeinräude	Taube, Singvögel, vor allem Kanarien	Hühnervögel
Kokzidien	Wellensittich	Kanarien, Singvögel, Taube
Luftröhrenwurm	Weichfresser - fressen Sammelwirte wie z. B. Regenwürmer	
Luftsackmilben	alle übrigen Vögel	Fink, Prachtfink
Schnabelräude	andere Papageien Psittaciden	Wellensittich
Spulwürmer		Papagei Psittaciden, Taube, Fink, Drossel
Trichomonaden	Papagei Psittaciden, Kanarien	Taube, Wellensittich, Nymphensittich

Quelle: https://www.vogeltierarzt.de/index.php?id=2169

Teil 7
Repertorium, nach Mitteln alphabetisch geordnet

A

Aconit, blauer Eisensturmhut
Angst, akuter Schreck
Harnretention nach Schock
Husten, bellend, trocken
Koliken mit starker Angst

Agaricus, Fliegenpilz
Ärgert die anderen Pferde
Bewegung, ständig in
Bewegungen, unkontrollierte
Bösartigkeit
Draufgänger
Epilepsie
Furchtlosigkeit
Gleichgewichtsverlust
Hyperaktivität
Kopfschütteln
Muskelkrämpfe
Störungen, neurologische
Straucheln
Tics
Trigeminusschmerzen
Zuckfuß (Hahnentritt)
Zuckungen von Maul,
Augenlidern und Kopfmuskulatur

Agnus castus, Keuschlamm, Mönchspfeffer
Angst
Depression, Verzagtheit
Desinteresse an Stuten
Geistesabwesenheit
Impotenz beim Decken
Mutlosigkeit
Schmerzen, rheumatische
Traurigkeit, verzweifelte
Verstauchungen
Verzagtheit
vorzeitiges Altern
Zerrungen

Alumina, Aluminiumoxid
Altersdemenz
Begeisterung, fehlend
Ekzem
Haut, trocken
Juckreiz ohne Hautausschlag
Koordinationsstörungen
Schwung, fehlend
Stuhl, hart, trocken
Verlangsamung
Verstopfung
Verwirrung

Anacardium orientale,
Elefantenlausnuss, Malakkanuss
Aggression
Blähungskolik
Darmträgheit
Ekzem
Erwartungsangst
Juckreiz, extrem
Misshandlungen, Zustand nach
Schwäche in den Beinen
Selbstvertrauen, fehlend
Temperament, wechselhaft
Unberechenbarkeit
Urtikaria
Zahnfleisch, blutend

Antimonium crudum, Schwefelspießglanz
„Schau mich nicht an"
frisst gerne
Haut, juckend, schorfig, pustulös
hungrig, immer
Husten, trocken, krampfhaft
launisch, misstrauisch, reizbar, unzufrieden
Nägel, deformiert oder brüchig
Trauer und Rückzug, bei Bruch der Liebschaft
verliebt sich leicht, „Liebeskummer"
Verliebtheit, rasch
Warzen, Schrunden, Schorf

Apis, Honigbiene
Allergien, allergische Reaktionen
Beine, geschwollen
Besitzdenken
Durstlosigkeit
Eifersucht
Energie, Geschäftigkeit, hohe Lebenskraft
Herrschaftsanspruch, „Bienenkönigin"
Ödeme
Schwellungen
Sehnenschwellung
Unruhe
Verbrennungen

Argentum nitricum, Silbernitrat
Angst mit Durchfall
Angst vor Hundeshows
Angst, irrational
Fotophobie
Furcht
geschlossene Räume sind unverträglich
Klaustrophobie
Kolik und Auftreibung
Koordinationsstörungen
Panik, wenn in einer Menschen- oder Tiermenge
Selbstvertrauen schwach
Zittern

Arnika, Bergwohlverleih
Bemitleidung unerträglich
Berührung unerträglich
Blutungen
erste, wollen immer die ersten sein
Geburtsmittel, während und nach der Geburt
Herzmittel
Operation, Folgen von Operationen
Quetschungen, Zerrungen,
Gehirnerschütterung
Schock, körperlich oder seelisch,
posttraumatisch
Thrombose
Überanstrengung
Verletzungen
Verletzungen und Traumata, Folgen von
Willensstärke, auch bei Verletzungen
Zurückweisung, weist jegliche Hilfe zurück

Arsenicum album, weißes Arsenik
Alleinsein, Angst vor dem
Angst vor Änderung der Routine
Ängstlichkeit
COPD
Durchfall, stark
Fell struppig
Haarausfall
Haut, schuppig, trocken
Colitis
Kontrolle, sie überprüfen die Umgebung,
ob alles am richtigen Platz steht
Nierenversagen
Ruhelosigkeit
Schwäche und Kollaps
Veränderungen, empfindlich gegen
Zimperlichkeit

Arsenicum jodatum, jodiertes Arsen
Abmagerung
Bronchitis
Drüsenschwellungen
Durchfall
Eile, ständig in Eile
Erschöpfung, rasch
Haut, trocken, schupplg
Hyperaktivität
Hyperthyreose
Krebs
Ungeduld
Unruhe

Asarum europaeum, gewöhnliche Haselwurz
Geräuschempfindlichkeit
Husten, verschleimt
Ischialgie, chronisch
Ohren, überempfindlich
Reizbarkeit, nervös
Rückenschmerzen zu Beginn der Brunst
Schwindel
Unerträglichkeit von Striegeln

Aurum metallicum, metallisches Gold
Depressionen
Führungsrolle, die Tiere nehmen die
Führungsrolle ernst
Gelenkschmerzen
Herzklopfen, heftig
Hodenatrophie
Wutanfälle, häufig
Zorn

B

Barium carbonicum, Bariumcarbonat
Angst, ausgelacht zu werden
Ängstlichkeit, schüchtern
Bestätigung, braucht viel
Haarausfall bei Jungtieren
Langsamkeit
Lernfähigkeit eingeschränkt
Minderwuchs
schwächstes Tier eines Wurfes
Schwellung der Halslymphknoten
Selbstvertrauen gering
Senilität, früh
Trennungsangst
Unterentwickelt
Versteckt sich hinter seinem Besitzer

Belladonna, Tollkirsche, Atropin
Beginn heftig
Brennen
Entzündungen
Epilepsie
Fieber
Gelenke, entzündet
Gewalttätigkeit
Hitze
Hyperaktivität, aufbrausend
Kolik
Konvulsionen
Mastitis, akut
Pupillen, erweitert
Raserei
Rötung
Tobsuchtsanfall
Treten, Beißen, Brüllen
Wut, Erregung, Fluchtdrang
Zorn

Borax, Borsalz
Anhänglichkeit
Bewegungen, empfindlich gegen plötzliche
Durchfall, schleimig, grün
Furcht bei Abwärtsbewegungen
Maulgeschwüre
Nervosität
Reisekrankheit
Schreckhaftigkeit
Schwindel
Strahlfäule im Maul
Überempfindlichkeit gegen Geräusche
Unentschlossenheit
Zunge rissig
Zystitis

Bryonia, weiße Zaunrübe
Berührungsempfindlichkeit
Bewegung verschlimmert
Bronchitis
Corona Virus Infektion
Durst, groß
Erkältungen
Fieber
Fieber, langsamer Beginn
Gelenke, schmerzhaft, geschwollen
Husten, trocken
Reizbarkeit
Rückenschmerzen
Ruhe bessert
Schwindel
Verdauungsbeschwerden
Verstopfung

C

Calcium carbonicum, Austernschalenkalk
Angst
Begriffsstutzigkeit der Neugeborenen
Drüsenschwellungen
Entwicklung, langsam
Erbrechen nach Milch trinken
Erkältungsneigung
Furcht vor Dunkelheit und Gespenstern
Gedächtnis, gutes
Gelenkbeschwerden
Langsamkeit
Lymphdrüsen vergrößert
Muskeltonus fehlend
Nägel schwach und brüchig
Neugeborene, Mittel für Neugeborene nach Dorcsi
Rückzug wie bei einer Auster
Sturheit
Überforderung
Unsicherheit
Unverdauliches, frisst (Sand)
Zähne schwach

Carbo vegetabilis, Holzkohle aus Birke oder Rotbuche
Apathie
Blähungskolik
Blaufärbung
Gleichgültigkeit
Kälte
Kollaps und keine Kraft zur Genesung
Kreislaufschwäche
Lebenskraft gering
Luftnot
Lungenentzündung
Reaktionsmangel
Sauerstoffmangel
Schock, schwer
Schwäche
Todesnähe
Trägheit

Causticum, gebrannter Marmor
Ängstlichkeit
Furchtsamkeit
Geschwüre, nicht heilende
Gesichtslähmung
Husten, hart, trocken
Inkontinenz
Kummer, alt
Lähmung
Melancholie
Misshandlungen, Folgen von
Sehnenkontraktur
sensibel
Warzen
Zystitis

Chamomilla, Kamille
angesehen werden, will nicht
Durchfall, grün, wässrig
hoch emotional
Kolik
Krämpfe und Zuckungen
Nähe, „Komme mir nicht zu nahe"
Ohrenschmerzen
Reizbarkeit
Ruhelosigkeit
Schmerzempfindlichkeit
Stimmungswechsel, launisch
Überempfindlichkeit
Ungeduld
Veränderlichkeit, Hitze
Zahnungsbeschwerden

Chelidonium, Schöllkraut
Gelbfärbung
Gelbsucht
Herrschsucht
Kolik
Lebermittel
Lethargie
Lichtempfindlichkeit
reizbar
Skleren gelb
Tyrann
ungesellig
Verdauung, träge
wütend

C

Cina, Artemisia cina, Wurmsamen
angesehen werden, will nicht
Berührung, Abneigung gegen
Blähbauch
Epilepsie
Gelbfärbung
Gelbfärbung, Augen und Haut gelb
Gliederzucken
Juckreiz am Anus
Juckreiz an Nase und Ohren
Konvulsionen
Kopfschütteln
Krampfhusten
Lebermittel
Pupillen, erweitert
Würmer
zornig

Cocculus, Kokkelskörner
Epilepsie
Erschöpfung durch Sorgen
Facialislähmung
Gleichgewichtsstörungen
Reisekrankheit
Schlafmangel
Schwindel
Sorgen um andere
Traurigkeit, tief
Übelkeit und Erbrechen

Conium maculatum, gefleckter Schierling
bedrückt
Drüsenverhärtung
Fotophobie
Gleichgewichtsstörung
Harntröpfeln
Krebserkrankungen
Lähmung, aufsteigend
Lymphknoten, vergrößert
Mastitis
Prellungsmittel, Brustkrebs
Schüchtern
Schwäche der Hinterbeine
Schwindel
Senilität
Stumpfsinnigkeit
Tumore der Sexualorgane
Verwirrung
Zittern der Gliedmaßen, Schwere, Schwäche, Taubheitsgefühl

Cuprum metallicum, metallisches Kupfer
Anspannung
Arbeitswilligkeit
Asthma, erstickender Husten
Augen, hervorquellend
Ausbrüche, aggressive
Epilepsie
Kolik, schwer
Krämpfe, Anspannung
Leistungsfähigkeit, arbeitet schwer
Routine und Regeln, er braucht
Verlangsamung beim Denken
Verschlossenheit
Zuckfuß, Fußzucken

F

Ferrum metallicum, metallisches Eisen
Aggressivität bei Behinderung
Anämie
Blähungskolik
Blutungen
Durchfall
Durchhaltevermögen
Geräuschempfindlichkeit erheblich
Grenzüberschreitung,
Gefahr der Grenzüberschreitung
Herrschsucht
Leber, vergrößert
Reizbarkeit
Reizbarkeit, wenn in seinen eigenen Zielen gestört
schwache Jungtiere
Schwäche und Erschöpfung
bei robuster Erscheinung
Schweißbildung, stark
Willensstärke

G

Gelsemium, falscher Jasmin
Abstumpfung
Apathie
Augenlider, schwer
Durstlosigkeit
Energielosigkeit, Energiemangel
Epilepsie
Ermüdung nach Anstrengung
Erwartungsangst
Fieber
Folgen von Furcht und Schreck
Frösteln
Gang, unsicher
Gesichtsmuskeln, zuckend
Gesund, nie mehr seit einem schweren Schreck
Halsmuskellähmung
Hypomagnesiämie
Inkontinenz
Lähmung, motorisch
Müdigkeit
Muskelkraft vermindert
Nervosität
Netzhautablösung
postvirales Syndrom
Scheu
Schwäche
Zittern

Graphites, Reißblei
Absonderungen, dick und honigfarben
Depressionen
Ekzem
Fettleibigkeit
Fotophobie
Haarausfall
Hufe brüchig
Hufwand lose
Hunger, dauerhaft
Hypothyreose
Kummer
Laminitis, chronische
Schrunden und Hautverdickungen
Schwerfälligkeit und Scheu
Sekrete, honigfarben
Selbstwertgefühl, Mangel an Selbstwertgefühl
Unbeteiligt an der Umgebung
Verstopfung

H

Helleborus, Christrose
Ausdruckslosigkeit
Bauchödem
Demenz
Depression
Drehschwindel, Kopfschütteln
Epilepsie
Fotophobie
Geburt traumatisch
Geistesabwesend
Kopfpressen gegen feste Gegenstände
Kopfverletzungen
Lähmung
Meningitis
Reaktionen sehr langsam
Reaktionsmangel
Schwindel
verängstigt
wie von der Welt abgeschnitten

Hepar sulfuris, Kalkschwefelleber
Abszesse
Augen und Lider entzündet
Berührung, erträgt keine
Eiter, Abszesse und Geschwüre
Entzündungen, Husten und Erkältungen
Fußabszess
gekränkt
Geschwüre in der Nase, eitrig
Haut, stinkend
Hornhautgeschwüre des Auges
Husten, rasselnd, keuchend
Iritis, eitrig
Konjunktivitis
Mauke
Misstrauen
Pyometra
Reizbarkeit
Schmerzempfindlichkeit, stark
Sepsis, septische Zustände
Wunden, eiternd
Zahnabszesse
Zorn

Hyoscyamus, Bilsenkraut
Aggressivität
Eifersucht
Epilepsie
Erregung
Gesten, macht alberne
Harnabgang, unwillkürlich
Hysterie
Kläffen, übermäßig
Krämpfe
Manie, manisches Verhalten
misstrauisch
nervöse Erregung
obszön
Pupillen erweitert und starr
Ruhelosigkeit
schamlos
Schaum vor dem Maul
Sexualtrieb, stark
Tollwut
Wut
Zuckungen

Hypericum, Johanniskraut
Bisswunden
Desorientierung
extreme Schmerzen
Gehirnerschütterung
Insektenbisse
Kopfschütteln bei Pferden
Kopfverletzung
Krämpfe nach Verletzung
Lähmung nach einer Geburt
Lichtempfindlichkeit
Nervenlähmung
Nervenschäden
Rucken und Zucken
Schmerzen entlang den Nerven
Schreck nach einer Verwundung
Schwindel
Steißbeinschmerzen
Stichwunden
Trauma
Verletzung der Nervenendigungen
verstört starrende Augen
Verwirrung
Wirbelsäulenverletzung
Zahnschmerzen

I

Ignatia, Ignatiusbohne
empfindlich
Enttäuschung
Epilepsie seit einem Verlust
Folgen von Heimweh
Folgen von Kummer
gesteigerte Empfindlichkeit
Gliederzucken
Hautjucken
Hysterie
Krampfhusten
Krampfzustände
Kummer
Schmerzen im Rektum
Selbstverstümmelung
seltsames Würgen
Seufzen
Stimmungsschwankungen
Trauer
Zystitis

L

Lac caninum, Hundemilch
Bestätigung, braucht Bestätigung
der Underdog
Gelenkschmerzen, wandernd
glaubt, andere mögen ihn nicht
Halsbeschwerden
Hunger, ständig
Mangel an Selbstvertrauen
Mastitis
Milchfluss, sehr stark
Nymphomanie
Scheinträchtigkeit
scheu, duckt sich
Schluckschmerzen
sehr sensibel
Seitenwechsel, Schmerzen wechseln die Seiten
übermäßiger Appetit
unsicher
Unsicherheit
Unterlegen, fühlt sich unterlegen
Verlangen zu gefallen
zu frühe Läufigkeit

Lachesis, südamerikanische Buschmeisterschlange
„Verfolgst du mich etwa?"
Abneigung gegen Berührung
Abszesse
Blutungen
Blutungen, dunkel
Cellulitis
Drohverhalten
Eierstockerkrankungen
Eierstockzysten
Eifersucht
Empfindlichkeit der Halsgegend
Geschwüre
hinterhältig
Hitzschlag
hoch emotional
Kreislaufstörungen
machtvolle und dynamische Persönlichkeit
Misstrauen
Ovarialgie linksseitig
paranoid
postpartale Blutung
Pyogenesmastitis
Septikämie
Verhalten, stutig

Lycopodium, Bärlapp
Abmagerung
Angst vor Veränderungen
Bauch aufgetrieben
Bronchitis
COPD
Dermatitis, seborrhoisch
dominant, herrschsüchtig
Furcht vor Fremden
Haarausfall
Impotenz
Kolikneigung
Kopfschütteln
Leberstörungen
Leistungsangst
Lungenentzündung
Mangel an Selbstvertrauen
Nierensteine
schnelles Sättigungsgefühl
Selbstvertrauen, Mangel an Selbstvertrauen
spielt den Tapferen, obwohl es ihm
an Selbstvertrauen mangelt

N

Natrium chloratum, Kochsalz
„Lass mich in Ruhe"
Abmagerung
chronisches Nierenversagen
empfindlich gegen die Sonne
Fell, juckend, fettig
Haarausfall
Hautschuppen
Heuschnupfen und Allergien
Konjunktivitis
Kopfschmerzen
Kopfschütteln
Kummer, chronisch
Lebensfreude, wenig
Nachtragend
Ödeme
postvirales Syndrom
Rückzug
Salz, Verlangen nach
schlechte Hufqualität
sondert sich von der Herde ab
starker Durst
tiefer Kummer durch einen vergangenen Verlust
Unfruchtbarkeit
zurückgezogen

Nux vomica, Brechnuss
Durchfall nach Ernährungsumstellung
empfindlich
Empfindlichkeiten
erfolgloser Stuhldrang
Gastritis
Geschwüre
Koliken
Lebererkrankung
Magengeschwüre
Narkoseentgiftung
nervös
reizbar
Schmerzen im unteren Rücken
Schwäche der Hinterbeine
trockener Husten
Vergiftung
Völlerei, schlimmer nach dem Fressen

O

Opium, Schlafmohn
Atonie
Beschwerden durch Schreck
Blasenatonie
Darmatonie
Delirium
euphorisch
extreme Lethargie
heftig
hektisch
Hypomagnesiämie
Isoliert in der eigenen Welt
Koma
Konvulsionen
Kopfverletzungen
Narkolepsie
plötzliche Wutausbrüche
Reaktionsmangel
Schlaflosigkeit
Schlaganfall
Schmerzlosigkeit
schwer aufzuwecken
Stupor
Taumeln
Zustand traumähnlich

P

Palladium, metallisches Palladium
braucht Bestätigung
Eierstockentzündung
fühlt sich ignoriert
hochmütig
Kolik rechtsseitig
Nackenkrämpfe
Neuralgien in den Beinen
Ovarialtumoren
Ovarialzysten
Scheinträchtigkeit
Schmerz im rechten Eierstock
Schmerzen, rheumatisch
Unsicherheit

Phosphor, Phosphor
Alleinsein, Furcht vor dem Alleinsein
Ängste, multiple
Blutergüsse
Bodenhaftung, Verlust der
Bronchitis
Erbrechen
extravertiert, offen
Gewitter und lauten Geräuschen, Furcht vor
herzlich
Husten, trockener
Knochenerkrankung, destruktiv
Lähmung
Leberentzündung
Leberschaden, chronischer
Lungenentzündung
Mitleid mit Leidenden
Mittelpunkt, steht gerne im Mittelpunkt
Muskelzittern
Neuritis
Reizdarmsyndrom
Schreckhaftigkeit
Sensibilität
spontan
will gefallen

Platinum metallicum, metallisches Platin
Ablehnung der Jungen
Arroganz
Brunst, unregelmäßig
Eierstockzysten
Eifersucht
Herabsehen auf andere
Hochmut, Verachtung
Kopfschmerzen
Libido, übermäßig
Scheinträchtigkeit
Stolz
Taubheit im Gesicht
Töten, Impuls zu töten, einschließlich der eigenen Jungen
Unfruchtbarkeit
verächtlich
Weibchen dominieren Männchen

Plumbum metallicum, metallisches Blei
Abmagerung
Anämie
Apathie
Ataxie
Bleivergiftung
Depression
Epilepsie
Gesellschaft, Abneigung gegen
Kehlkopflähmung
Lähmung
Muskelkrämpfe und Zuckungen
Muskelschwund
Neuritis
Reaktionen, langsam
Schwäche
Trübsinn
verklemmte Blähungen
Verletzung der Wirbelsäule mit Lähmung
Verstopfung

P

Psorinum, Milben Nosode
Absonderungen, übelriechend
Abszesse
Durchfall, stinkend
Ekzem am Kopf, klebrig
Ekzeme
Elend
Fell, trocken, verfilzt
Geruch, schmutzig, faulig
Haut heilt nicht
Juckreiz, kratzt, bis es wund wird
Kälteempfindlichkeit
Kummer
Lebenskraft, gering
Mangel an Lebensfreude
Nägel, schlecht
Ohrinfektionen, chronisch
Räude
Schwäche

Pulsatilla, Wiesenküchenschelle
Absonderungen, mild, cremig
Atemwegsinfekte
Durst, gering
Gefühlsduselei
gefühlvoll
gutartig
Konjunktivitis
Lähmungen, wechselnd
Plazentaretention
Pyometra
Rhinitis
sanft und scheu
Sehnsucht, Anhänglichkeit
Sinusitis
Unentschlossenheit
wechselhaft, emotional und physisch
Wehenträgheit
Zystitis

S

Sanguinaria, kanadische Blutwurz
Aggressivität
Allergien
Asthma
Bursitis der Schulter, rechts
Husten
Kälteempfindlichkeit
Kopfschmerzen, neuralgisch
Krampfhusten, trocken
Lungenentzündung
Niesen, häufig
Polypen in Nase und Ohren
Rechtsseitigkeit
Reizbarkeit
Rhinitis
Schleimhäute, trocken
Schmerzen in der rechten Schulter
COPD, schwer
Verdauungsschwäche

Sepia, Tintenfischtinte
Ablehnung des Fohlens
Ablehnung von Gurten und Decken
Abweisung der Hengste
Analprolaps
Apathie und Erschöpfung
Ausschläge, wund, schrundig
chronische Verstopfung
Dermatitis
Ekzem, trocken, juckend
Endometritis
Gleichgültigkeit und Feindseligkeit
Haarausfall
Hyperkeratose
Hypothyreose
Impotenz
Leberschmerzen
Leukodermie
Plazentaretention
Scheinträchtigkeit
Spontanabort
steifer Rücken, Hüften und Gelenke
Unfruchtbarkeit
unregelmäßige Brunst
Uterusprolaps
Warzen
Zysten und Myome

Silicea, Siliziumdioxid
Abmagerung
Assimilationsschwäche
Austreibung von Fremdkörpern
Drüsen, hart und knotig
Eiterung, chronisch
Erkältungen, chronisch
Gedeihstörung
Hufe schwach
Hufwand bei Pferden lose
Impfung, nie mehr gesund seit einer Impfung
Kälteempfindlichkeit
Lymphknoten vergrößert
Mangel an Ausdauer
Ohrinfektionen
Osteomyelitis
Osteoporose
postvirales Syndrom
Sehnen- und Bänderverletzungen
Überbeine beim Pferd
White Line Disease
Wunden infiziert
Wunden langsam heilend

Skorpion = Androctonus
Absonderung aus der Harnröhre, grün und dick
Alleinsein, willkommen
Ausschläge im Gesicht, schorfig
deformierte Nägel
Drang, andere zu verletzen
Gewalttätigkeit
Grausamkeit
Heißhunger nachts
isoliert und distanziert
Kopfschmerzen linksseitig
Misstrauen
Niesen in kalter Luft
Paranoia
Schrunden an den Füßen, schmerzhaft
Selbstzentriertheit und Egomanie
Sexualtrieb, stark
Trübsichtigkeit
Unnahbarkeit
Verlangen, zu verletzen und zu töten
Zähneknirschen
Zahnschmerzen

Staphisagria, Stephanskörner
Arthritis
Augenverletzungen
Ausbrüche, heftig
Blasenoperation, nach
Cornea, Verletzungen der Cornea
Ekzem
Equines Sarkoid
Gerstenkörner
Gingivitis
Insektenbisse
Kolik durch Zorn und Frustration
Koliken, postoperativ
Krusten, dicke
Kummer
Nymphomanie oder Aversion
Parodontitis
Räude
Schmerzen nach Zahnextraktion
Schnitte, Risse, chirurgische Eingriffe
Sensibilität
Warzen
Zahnverfall
Zorn, unterdrückt
Zystitis

Stramonium, Stechapfel
Blick starr
Epilepsie
Fluchtdrang
Furcht vor dem Alleinsein
Furcht vor Dunkelheit
Furcht, verfolgt zu werden
Gang, taumelnd
Gewalttätigkeit
Hypomagnesiämie
Kopfverletzungen
Krämpfe, Zuckungen, Tremor
Meningitis
Pupillen erweitert
Schmerzschwelle, hoch
Schrecken
Stimmungswechsel, plötzlich
Strabismus
Traumata, Folgen vergangener
Wasser, Furcht vor

S

Sulfur, Schwefel
Durchfall, chronisch
Durst
Egozentrisch, hoch intelligent
Faul, Mangel an Ausdauer
Fell schmutzig, trocken
Gastritis
Gefräßigkeit
Haut fettig
Hauterkrankungen
Hautinfektionen bakteriell
Hautschuppen
Herpes genitalis
Hitzeunverträglichkeit
Kopfschütteln
Lässt sich ungern waschen
Magengeschwüre
Mauke
Räude
Rheuma
Schleimhäute gerötet
Strahlfäule

T

Tarantula, Tarantel (Spinne)
Abszesse
Angina pectoris, Herzklopfen
Epilepsie
Erregung heftig
Furcht, eingeschlossen zu werden
Furunkel
Gliedmaßen, ruhelos
Lähmung
Magengeschwüre, brennend
Neuralgie
Sexualität, heftig, Erregung
Sprungfeder, wie aufgezogen
steifer Hals und Wirbelsäule
Taubheit, Kribbeln
Tumoren an Eierstöcken bzw. Hoden
Überempfindlichkeit
zerstörerisch
Zuckungen, Chorea

Thuja, abendländischer Lebensbaum
brüchige Hufe
Durchfall, chronisch, wässrig
Eierstockzysten
Equines Sarkoid
Haut, schuppig, trocken
Hauterkrankungen chronisch
Hodenatrophie
Impffolgen
Kolik und Auftreibung
Mauke und Regenfäule
Melanome
Morbus Cushing
Muskel- und Gelenkschmerzen
Pemphigus
Tumore
Uterus, dicke grüne Absonderungen aus dem Uterus
Warzen am Penis
Warzen
wildes Fleisch
Wucherungen am Augenlid
Wucherungen
Zysten

Tuberculinum, Tuberkulose Nosode
Abmagerung trotz guten Appetits
Boshaftigkeit
Bronchitis
COPD
Erkältungsanfälligkeit
Erschöpfung
gelangweilt
Hauterkrankungen, chronische
Husten, anhaltend, trocken
Hyperaktivität
Juckreiz, stark
Lungenentzündung
vergrößerte Lymphknoten
Verlangen nach Veränderung
Wanderlust
Zerstörungswut

Z

Zincum metallicum, metallisches Zink
Bewegung, Beine und Füße ständig in Bewegung
Epilepsie
Fotophobie
Gedächtnisschwäche
Geräuschempfindlichkeit
Haarausfall
Harnen, übermäßiges Harnen nachts
Hodenschwellung
Hyperaktivität
Konjunktivitis
Konvulsionen
langsame Reaktionen
Lebenskraft gering
Meningitis
restless legs Syndrom
Ruhelosigkeit
Schwindel, Kopfrollen
trockene Augen
Überempfindlichkeit
Verstopfung

Teil 8
Repertorium, nach Symptomen geordnet, alphabetisch

Symptom	Mittel
A	
„Lass mich in Ruhe"	Natrium chloratum
„Schau mich nicht an"	Antimonium crudum
„Verfolgst du mich etwa?"	Lachesis
Ablehnung der Jungen	Platin
Ablehnung des Fohlens	Sepia
Ablehnung von Gurten und Decken	Sepia
Abmagerung	Silicea
Abmagerung	Plumbum metallicum
Abmagerung	Lycopodium
Abmagerung	Arsenicum jodatum
Abmagerung	Natrium chloratum
Abmagerung trotz guten Appetits	Tuberculinum
Abneigung gegen Berührung	Lachesis
Absonderung aus der Harnröhre, grün und dick	Skorpion
Absonderungen, dick und honigfarben	Graphites
Absonderungen, mild, cremig	Pulsatilla
Absonderungen, übelriechend	Psorinum
Abstumpfung	Gelsemium
Abszesse	Tarantula
Abszesse	Psorinum
Abszesse	Lachesis
Abszesse	Hepar sulfuris
Abweisung der Hengste	Sepia
Aggression	Anacardium orientale
Aggressivität	Sanguinaria
Aggressivität	Hyoscyamus
Aggressivität bei Behinderung	Ferrum metallicum
Alleinsein, Angst vor dem Alleinsein	Arsenicum album
Alleinsein, Furcht vor dem Alleinsein	Phosphor
Alleinsein, willkommen	Skorpion
Allergien	Sanguinaria
Allergien, allergische Reaktionen	Apis
Altersdemenz	Alumina
Analprolaps	Sepia
Anämie	Ferrum metallicum
Anämie	Plumbum metallicum
angesehen werden, will nicht	Cina

Symptom	Mittel
angesehen werden, will nicht	Chamomilla
Angina pectoris, Herzklopfen	Tarantula
Angst	Calcium carbonicum
Angst	Agnus castus
Angst mit Durchfall	Argentum nitricum
Angst vor Änderung der Routine	Arsenicum album
Angst vor Hundeshows	Argentum nitricum
Angst vor Veränderungen	Lycopodium
Angst, akuter Schreck	Aconit
Angst, ausgelacht zu werden	Barium carbonicum
Angst, irrational	Argentum nitricum
Ängste, multiple	Phosphor
Ängstlichkeit	Causticum
Ängstlichkeit	Arsenicum album
Ängstlichkeit, schüchtern	Barium carbonicum
Anhänglichkeit	Borax
Anspannung	Cuprum metallicum
Apathie	Plumbum metallicum
Apathie	Gelsemium
Apathie	Carbo vegetabilis
Apathie und Erschöpfung	Sepia
Arbeitswilligkeit	Cuprum metallicum
Ärgert die anderen Pferde	Agaricus
Arroganz	Platin
Arthritis	Staphisagria
Assimilationsschwäche	Silicea
Asthma	Sanguinaria
Asthma, erstickender Husten	Cuprum metallicum
Ataxie	Plumbum metallicum
Atemwegsinfekte	Pulsatilla
Atonie	Opium
Augen und Lider entzündet	Hepar sulfuris
Augen, hervorquellend	Cuprum metallicum
Augenlider, schwer	Gelsemium
Augenverletzungen	Staphisagria
Ausbrüche, aggressive	Cuprum metallicum
Ausbrüche, heftig	Staphisagria
Ausdruckslosigkeit	Helleborus
Ausschläge im Gesicht, schorfig	Skorpion
Ausschläge, wund, schrundig	Sepia
Austreibung von Fremdkörpern	Silicea

Symptom	Mittel
B	
Bauch aufgetrieben	Lycopodium
Bauchödem	Helleborus
bedrückt	Conium
Begeisterung, fehlend	Alumina
Beginn heftig	Belladonna
Begriffsstutzigkeit der Neugeborenen	Calcium carbonicum
Beine, geschwollen	Apis
Bemitleidung unerträglich	Arnica
Berührung unerträglich	Arnica
Berührung, Abneigung gegen	Cina
Berührung, erträgt keine	Hepar sulfuris
Berührungsempfindlichkeit	Bryonia
Beschwerden durch Schreck	Opium
Besitzdenken	Apis
Bestätigung, braucht Bestätigung	Lac caninum
Bestätigung, braucht viel Bestätigung	Barium carbonicum
Bewegung verschlimmert	Bryonia
Bewegung, Beine und Füße ständig in Bewegung	Zincum metallicum
Bewegung, ständig in Bewegung	Agaricus
Bewegungen, empfindlich gegen plötzliche Bewegung	Borax
Bewegungen, unkontrollierte	Agaricus
Bisswunden	Hypericum
Blähbauch	Cina
Blähungskolik	Ferrum metallicum
Blähungskolik	Carbo vegetabilis
Blähungskolik	Anacardium orientale
Blasenatonie	Opium
Blasenoperation, nach	Staphisagria
Blaufärbung	Carbo vegetabilis
Bleivergiftung	Plumbum metallicum
Blick starr	Stramonium
Blutergüsse	Phosphor
Blutungen	Lachesis
Blutungen	Ferrum metallicum
Blutungen	Arnica
Blutungen, dunkel	Lachesis
Bodenhaftung, Verlust der	Phosphor
Bösartigkeit	Agaricus
Boshaftigkeit	Tuberculinum
braucht Bestätigung	Palladium
Brennen	Belladonna

Symptom	Mittel
Bronchitis	Tuberculinum
Bronchitis	Bryonia
Bronchitis	Arsenicum jodatum
Bronchitis	Lycopodium
Bronchitis	Phosphor
brüchige Hufe	Thuja
Brunst, unregelmäßig	Platin
Bursitis der Schulter, rechts	Sanguinaria

C

Cellulitis	Lachesis
chronische Verstopfung	Sepia
chronisches Nierenversagen	Natrium chloratum
Colitis	Arsenicum album
COPD	Tuberculinum
COPD	Lycopodium
COPD	Arsenicum album
COPD, schwer	Sanguinaria
Cornea, Verletzungen der Cornea	Staphisagria
Corona Virus Infektion	Bryonia

D

Darmatonie	Opium
Darmträgheit	Anacardium orientale
deformierte Nägel	Skorpion
Delirium	Opium
Demenz	Helleborus
Depression	Helleborus
Depression	Plumbum metallicum
Depression, Verzagtheit	Agnus castus
Depressionen	Graphites
Depressionen	Aurum metallicum
der Underdog	Lac caninum
Dermatitis	Sepia
Dermatitis, seborrhoisch	Lycopodium
Desinteresse an Stuten	Agnus castus
Desorientierung	Hypericum
dominant, herrschsüchtig	Lycopodium
Drang, andere zu verletzen	Skorpion
Draufgänger	Agaricus
Drehschwindel, Kopfschütteln	Helleborus

Symptom	Mittel
Drohverhalten	Lachesis
Drüsen, hart und knotig	Silicea
Drüsenschwellungen	Calcium carbonicum
Drüsenschwellungen	Arsenicum jodatum
Drüsenverhärtung	Conium
Durchfall	Ferrum metallicum
Durchfall	Arsenicum jodatum
Durchfall chronischer wässriger	Thuja
Durchfall nach Ernährungsumstellung	Nux vomica
Durchfall, chronisch	Sulfur
Durchfall, grün, wässrig	Chamomilla
Durchfall, schleimig, grün	Borax
Durchfall, stark	Arsenicum album
Durchfall, stinkend	Psorinum
Durchhaltevermögen	Ferrum metallicum
Durst	Sulfur
Durst, gering	Pulsatilla
Durst, groß	Bryonia
Durstlosigkeit	Gelsemium
Durstlosigkeit	Apis

E

Symptom	Mittel
Egozentrisch, hoch intelligent	Sulfur
Eierstockentzündung	Palladium
Eierstockerkrankungen	Lachesis
Eierstockzysten	Thuja
Eierstockzysten	Platin
Eierstockzysten	Lachesis
Eifersucht	Lachesis
Eifersucht	Apis
Eifersucht	Platin
Eifersucht	Hyoscyamus
Eile, ständig in Eile	Arsenicum jodatum
Eiter, Abszesse und Geschwüre	Hepar sulfuris
Eiterung, chronisch	Silicea
Ekzem	Graphites
Ekzem	Anacardium orientale
Ekzem	Alumina
Ekzem am Kopf, klebrig	Psorinum
Ekzem	Staphisagria
Ekzem, trocken, juckend	Sepia
Ekzeme	Psorinum

Symptom	Mittel
Elend	Psorinum
empfindlich	Ignatia
empfindlich	Nux vomica
empfindlich gegen die Sonne	Natrium chloratum
Empfindlichkeit der Halsgegend	Lachesis
Empfindlichkeiten	Nux vomica
Endometritis	Sepia
Energie, Geschäftigkeit, hohe Lebenskraft	Apis
Energielosigkeit, Energiemangel	Gelsemium
Enttäuschung	Ignatia
Entwicklung, langsam	Calcium carbonicum
Entzündungen	Belladonna
Entzündungen, Husten und Erkältungen	Hepar sulfuris
Epilepsie	Tarantula
Epilepsie	Stramonium
Epilepsie	Plumbum metallicum
Epilepsie	Hyoscyamus
Epilepsie	Helleborus
Epilepsie	Gelsemium
Epilepsie	Cuprum metallicum
Epilepsie	Cocculus
Epilepsie	Cina
Epilepsie	Belladonna
Epilepsie	Agaricus
Epilepsie	Zincum metallicum
Epilepsie seit einem Verlust	Ignatia
Equines Sarkoid	Thuja
Equines Sarkoid	Staphisagria
Erbrechen	Phosphor
Erbrechen nach Milchtrinken	Calcium carbonicum
erfolgloser Stuhldrang	Nux vomica
Erkältungen	Bryonia
Erkältungen, chronisch	Silicea
Erkältungsanfälligkeit	Tuberculinum
Erkältungsneigung	Calcium carbonicum
Ermüdung nach Anstrengung	Gelsemium
Erregung heftig	Tarantula
Erregung	Hyoscyamus
Erschöpfung	Tuberculinum
Erschöpfung durch Sorgen	Cocculus
Erschöpfung, rasch	Arsenicum jodatum
erste, wollen immer die ersten sein	Arnica

Symptom	**Mittel**
Erwartungsangst	Gelsemium
Erwartungsangst	Anacardium orientale
euphorisch	Opium
extravertiert, offen	Phosphor
extreme Lethargie	Opium
extreme Schmerzen	Hypericum

F

Facialislähmung	Cocculus
Faul, Mangel an Ausdauer	Sulfur
Fell schmutzig, trocken	Sulfur
Fell struppig	Arsenicum album
Fell, juckend, fettig	Natrium chloratum
Fell, trocken, verfilzt	Psorinum
Fettleibigkeit	Graphites
Fieber	Gelsemium
Fieber	Bryonia
Fieber	Belladonna
Fieber, langsamer Beginn	Bryonia
Fluchtdrang	Stramonium
Folgen von Furcht und Schreck	Gelsemium
Folgen von Heimweh	Ignatia
Folgen von Kummer	Ignatia
Fotophobie	Zincum metallicum
Fotophobie	Helleborus
Fotophobie	Conium
Fotophobie	Argentum nitricum
Fotophobie	Graphites
frisst gerne	Antimonium crudum
Frösteln	Gelsemium
fühlt sich ignoriert	Palladium
Führungsrolle, die Tiere nehmen die Führungsrolle ernst	Aurum metallicum
Furcht	Argentum nitricum
Furcht bei Abwärtsbewegungen	Borax
Furcht vor dem Alleinsein	Stramonium
Furcht vor Dunkelheit	Stramonium
Furcht vor Dunkelheit und Gespenstern	Calcium carbonicum
Furcht vor Fremden	Lycopodium
Furcht, eingeschlossen zu werden	Tarantula

Symptom	Mittel
Furcht, verfolgt zu werden	Stramonium
Furchtlosigkeit	Agaricus
Furchtsamkeit	Causticum
Furunkel	Tarantula
Fußabszess	Hepar sulfuris

G	
Gang, taumelnd	Stramonium
Gang, unsicher	Gelsemium
Gastritis	Sulfur
Gastritis	Nux vomica
Geburt traumatisch	Helleborus
Geburtsmittel, während und nach der Geburt	Arnica
Gedächtnis, gutes	Calcium carbonicum
Gedächtnisschwäche	Zincum metallicum
Gedeihstörung	Silicea
Gefräßigkeit	Sulfur
Gefühlsduselei	Pulsatilla
gefühlvoll	Pulsatilla
Gehirnerschütterung	Hypericum
Geistesabwesend	Helleborus
Geistesabwesenheit	Agnus castus
gekränkt	Hepar sulfuris
gelangweilt	Tuberculinum
Gelbfärbung	Cina
Gelbfärbung	Chelidonium
Gelbfärbung, Augen und Haut gelb	Cina
Gelbsucht	Chelidonium
Gelenkbeschwerden	Calcium carbonicum
Gelenke, entzündet	Belladonna
Gelenke, schmerzhaft, geschwollen	Bryonia
Gelenkschmerzen	Aurum metallicum
Gelenkschmerzen, wandernd	Lac caninum
Geräuschempfindlichkeit	Zincum metallicum
Geräuschempfindlichkeit	Asarum
Geräuschempfindlichkeit erheblich	Ferrum metallicum
Gerstenkörner	Staphisagria
Geruch, schmutzig, faulig	Psorinum
geschlossene Räume sind unverträglich	Argentum nitricum
Geschwüre	Nux vomica
Geschwüre	Lachesis
Geschwüre in der Nase, eitrig	Hepar sulfuris

Symptom	Mittel
Geschwüre, nicht heilende	Causticum
Gesellschaft, Abneigung gegen	Plumbum metallicum
Gesichtslähmung	Causticum
Gesichtsmuskeln, zuckend	Gelsemium
gesteigerte Empfindlichkeit	Ignatia
Gesten, macht alberne	Hyoscyamus
Gesund, nie mehr seit einem schweren Schreck	Gelsemium
Gewalttätigkeit	Stramonium
Gewalttätigkeit	Belladonna
Gewalttätigkeit	Skorpion
Gewitter und lauten Geräuschen, Furcht vor	Phosphor
Gingivitis	Staphisagria
glaubt, andere mögen ihn nicht	Lac caninum
Gleichgewichtsstörung	Conium
Gleichgewichtsstörungen	Cocculus
Gleichgewichtsverlust	Agaricus
Gleichgültigkeit	Carbo vegetabilis
Gleichgültigkeit und Feindseligkeit	Sepia
Gliederzucken	Cina
Gliederzucken	Ignatia
Gliedmaßen, ruhelos	Tarantula
Grausamkeit	Skorpion
Grenzüberschreitung, Gefahr der Grenzüberschreitung	Ferrum metallicum
gutartig	Pulsatilla

H

Haarausfall	Zincum metallicum
Haarausfall	Sepia
Haarausfall	Natrium chloratum
Haarausfall	Lycopodium
Haarausfall	Graphites
Haarausfall	Arsenicum album
Haarausfall bei Jungtieren	Barium carbonicum
Halsbeschwerden	Lac caninum
Halsmuskellähmung	Gelsemium
Harnabgang, unwillkürlich	Hyoscyamus
Harnen, übermäßiges Harnen - nachts	Zincum metallicum
Harnretention nach Schock	Aconit
Harntröpfeln	Conium
Haut fettig	Sulfur
Haut heilt nicht	Psorinum
Haut, juckend, schorfig, pustulös	Antimonium crudum

Symptom	Mittel
Haut, schuppig, trocken	Thuja
Haut, schuppig, trocken	Arsenicum album
Haut, stinkend	Hepar sulfuris
Haut, trocken	Alumina
Haut, trocken, schuppig	Arsenicum jodatum
Hauterkrankungen	Sulfur
Hauterkrankungen chronisch	Thuja
Hauterkrankungen, chronische	Tuberculinum
Hautinfektionen bakteriell	Sulfur
Hautjucken	Ignatia
Hautschuppen	Sulfur
Hautschuppen	Natrium chloratum
heftig	Opium
Heißhunger nachts	Skorpion
hektisch	Opium
Herabsehen auf andere	Platin
Herpes genitalis	Sulfur
Herrschaftsanspruch, „Bienenkönigin“	Apis
Herrschsucht	Chelidonium
Herrschsucht	Ferrum metallicum
Herzklopfen, heftig	Aurum metallicum
herzlich	Phosphor
Herzmittel	Arnica
Heuschnupfen und Allergien	Natrium chloratum
hinterhältig	Lachesis
Hitze	Belladonna
Hitzeunverträglichkeit	Sulfur
Hitzschlag	Lachesis
hoch emotional	Lachesis
hoch emotional	Chamomilla
Hochmut, Verachtung	Platin
hochmütig	Palladium
Hodenatrophie	Thuja
Hodenatrophie	Aurum metallicum
Hodenschwellung	Zincum metallicum
Hornhautgeschwüre des Auges	Hepar sulfuris
Hufe brüchig	Graphites
Hufe schwach	Silicea
Hufwand bei Pferden lose	Silicea
Hufwand lose	Graphites
Hunger, dauerhaft	Graphites
Hunger, ständig	Lac caninum
hungrig, immer	Antimonium crudum

Symptom	Mittel
Husten	Sanguinaria
Husten, anhaltend, trocken	Tuberculinum
Husten, bellend, trocken	Aconit
Husten, hart, trocken	Causticum
Husten, rasselnd, keuchend	Hepar sulfuris
Husten, trocken	Bryonia
Husten, trocken, krampfhaft	Antimonium crudum
Husten, trockener	Phosphor
Husten, verschleimt	Asarum
Hyperaktivität	Zincum metallicum
Hyperaktivität	Tuberculinum
Hyperaktivität	Arsenicum jodatum
Hyperaktivität	Agaricus
Hyperaktivität, aufbrausend	Belladonna
Hyperkeratose	Sepia
Hyperthyreose	Arsenicum jodatum
Hypomagnesiämie	Stramonium
Hypomagnesiämie	Opium
Hypomagnesiämie	Gelsemium
Hypothyreose	Sepia
Hypothyreose	Graphites
Hysterie	Ignatia
Hysterie	Hyoscyamus

I

Symptom	Mittel
Impffolgen	Thuja
Impfung, nie mehr gesund seit einer Impfung	Silicea
Impotenz	Sepia
Impotenz	Lycopodium
Impotenz beim Decken	Agnus castus
Inkontinenz	Gelsemium
Inkontinenz	Causticum
Insektenbisse	Staphisagria
Insektenbisse	Hypericum
Iritis, eitrig	Hepar sulfuris
Ischialgie, chronisch	Asarum
Isoliert in der eigenen Welt	Opium
isoliert und distanziert	Skorpion

Symptom	Mittel
J	
Juckreiz am Anus	Cina
Juckreiz an Nase und Ohren	Cina
Juckreiz ohne Hautausschlag	Alumina
Juckreiz, extrem	Anacardium orientale
Juckreiz, kratzt, bis es wund wird	Psorinum
Juckreiz, stark	Tuberculinum
K	
Kälte	Carbo vegetabilis
Kälteempfindlichkeit	Silicea
Kälteempfindlichkeit	Sanguinaria
Kälteempfindlichkeit	Psorinum
Kehlkopflähmung	Plumbum metallicum
Kläffen, übermäßig	Hyoscyamus
Klaustrophobie	Argentum nitricum
Knochenerkrankung, destruktiv	Phosphor
Kolik	Chelidonium
Kolik	Chamomilla
Kolik	Belladonna
Kolik und Auftreibung	Thuja
Kolik durch Zorn und Frustration	Staphisagria
Kolik rechtsseitig	Palladium
Kolik und Auftreibung	Argentum nitricum
Kolik, schwer	Cuprum metallicum
Koliken	Nux vomica
Koliken mit starker Angst	Aconit
Koliken, postoperativ	Staphisagria
Kolikneigung	Lycopodium
Kollaps und keine Kraft zur Genesung	Carbo vegetabilis
Koma	Opium
Konjunktivitis	Zincum metallicum
Konjunktivitis	Pulsatilla
Konjunktivitis	Natrium chloratum
Konjunktivitis	Hepar sulfuris
Kontrolle, sie überprüfen die Umgebung, ob alles am richtigen Platz steht.	Arsenicum album
Konvulsionen	Zincum metallicum
Konvulsionen	Opium
Konvulsionen	Cina
Konvulsionen	Belladonna
Koordinationsstörungen	Argentum nitricum
Koordinationsstörungen	Alumina

Symptom	Mittel
K	
Kopfpressen gegen feste Gegenstände	Helleborus
Kopfschmerzen	Platin
Kopfschmerzen	Natrium chloratum
Kopfschmerzen linksseitig	Skorpion
Kopfschmerzen, neuralgisch	Sanguinaria
Kopfschütteln	Natrium chloratum
Kopfschütteln	Lycopodium
Kopfschütteln	Cina
Kopfschütteln	Agaricus
Kopfschütteln	Sulfur
Kopfschütteln bei Pferden	Hypericum
Kopfverletzung	Hypericum
Kopfverletzungen	Stramonium
Kopfverletzungen	Opium
Kopfverletzungen	Helleborus
Krämpfe	Hyoscyamus
Krämpfe nach Verletzung	Hypericum
Krämpfe und Zuckungen	Chamomilla
Krämpfe, Anspannung	Cuprum metallicum
Krämpfe, Zuckungen, Tremor	Stramonium
Krampfhusten	Ignatia
Krampfhusten	Cina
Krampfhusten, trocken	Sanguinaria
Krampfzustände	Ignatia
Krebs	Arsenicum jodatum
Krebserkrankungen	Conium
Kreislaufschwäche	Carbo vegetabilis
Kreislaufstörungen	Lachesis
Krusten, dicke	Staphisagria
Kummer	Staphisagria
Kummer	Ignatia
Kummer	Graphites
Kummer	Psorinum
Kummer, alt	Causticum
Kummer, chronisch	Natrium chloratum
L	
Lähmung	Plumbum metallicum
Lähmung	Phosphor
Lähmung	Helleborus

Symptom	Mittel
Lähmung	Causticum
Lähmung nach einer Geburt	Hypericum
Lähmung	Tarantula
Lähmung, aufsteigend	Conium
Lähmung, motorisch	Gelsemium
Lähmungen, wechselnd	Pulsatilla
Laminitis, chronische	Graphites
langsame Reaktionen	Zincum metallicum
Langsamkeit	Calcium carbonicum
Langsamkeit	Barium carbonicum
Lässt sich ungern waschen	Sulfur
launisch, misstrauisch, reizbar, unzufrieden	Antimonium crudum
Lebensfreude, wenig	Natrium chloratum
Lebenskraft gering	Zincum metallicum
Lebenskraft gering	Carbo vegetabilis
Lebenskraft, gering	Psorinum
Leber, vergrößert	Ferrum metallicum
Leberentzündung	Phosphor
Lebererkrankung	Nux vomica
Lebermittel	Cina
Lebermittcl	Chelidonium
Leberschaden, chronischer	Phosphor
Leberschmerzen	Sepia
Leberstörungen	Lycopodium
Leistungsangst	Lycopodium
Leistungsfähigkeit, arbeitet schwer	Cuprum metallicum
Lernfähigkeit eingeschränkt	Barium carbonicum
Lethargie	Chelidonium
Leukodermie	Sepia
Libido, übermäßig	Platin
Lichtempfindlichkeit	Hypericum
Lichtempfindlichkeit	Chelidonium
Luftnot	Carbo vegetabilis
Lungenentzündung	Tuberculinum
Lungenentzündung	Sanguinaria
Lungenentzündung	Phosphor
Lungenentzündung	Lycopodium
Lungenentzündung	Carbo vegetabilis
Lymphdrüsen vergrößert	Calcium carbonicum
Lymphknoten vergrößert	Silicea
Lymphknoten, vergrößert	Conium

Symptom	**Mittel**
M	
machtvolle und dynamische Persönlichkeit	Lachesis
Magengeschwüre	Sulfur
Magengeschwüre	Nux vomica
Magengeschwüre, brennend	Tarantula
Mangel an Ausdauer	Silicea
Mangel an Lebensfreude	Psorinum
Mangel an Selbstvertrauen	Lycopodium
Mangel an Selbstvertrauen	Lac caninum
Manie, manisches Verhalten	Hyoscyamus
Mastitis	Lac caninum
Mastitis	Conium
Mastitis, akut	Belladonna
Mauke	Sulfur
Mauke	Hepar sulfuris
Mauke und Regenfäule	Thuja
Maulgeschwüre	Borax
Melancholie	Causticum
Melanome	Thuja
Meningitis	Zincum metallicum
Meningitis	Stramonium
Meningitis	Helleborus
Milchfluss, sehr stark	Lac caninum
Minderwuchs	Barium carbonicum
Misshandlungen, Folgen von	Causticum
Misshandlungen, Zustand nach	Anacardium orientale
Misstrauen	Lachesis
Misstrauen	Skorpion
Misstrauen	Hepar sulfuris
misstrauisch	Hyoscyamus
Mitleid mit Leidenden	Phosphor
Mittelpunkt, steht gerne im Mittelpunkt	Phosphor
Morbus Cushing	Thuja
Müdigkeit	Gelsemium
Muskel- und Gelenkschmerzen	Thuja
Muskelkraft vermindert	Gelsemium
Muskelkrämpfe	Agaricus
Muskelkrämpfe und Zuckungen	Plumbum metallicum
Muskelschwund	Plumbum metallicum
Muskeltonus fehlend	Calcium carbonicum
Muskelzittern	Phosphor
Mutlosigkeit	Agnus castus

Symptom	Mittel
N	
Nachtragend	Natrium chloratum
Nackenkrämpfe	Palladium
Nägel schwach und brüchig	Calcium carbonicum
Nägel, deformiert oder brüchig	Antimonium crudum
Nägel, schlecht	Psorinum
Nähe, „Komme mir nicht zu nahe"	Chamomilla
Narkolepsie	Opium
Narkoseentgiftung	Nux vomica
Nervenlähmung	Hypericum
Nervenschäden	Hypericum
nervös	Nux vomica
nervöse Erregung	Hyoscyamus
Nervosität	Gelsemium
Nervosität	Borax
Netzhautablösung	Gelsemium
Neugeborene, Mittel für Neugeborene nach Dorcsi	Calcium carbonicum
Neuralgie	Tarantula
Neuralgien in den Beinen	Palladium
Neuritis	Plumbum metallicum
Neuritls	Phosphor
Nierensteine	Lycopodium
Nierenversagen	Arsenicum album
Niesen in kalter Luft	Skorpion
Niesen, häufig	Sanguinaria
Nymphomanie	Lac caninum
Nymphomanie oder Aversion	Staphisagria
O	
obszön	Hyoscyamus
Ödeme	Natrium chloratum
Ödeme	Apis
Ohren, überempfindlich	Asarum
Ohrenschmerzen	Chamomilla
Ohrinfektionen	Silicea
Ohrinfektionen, chronisch	Psorinum
Operation, Folgen von Operationen	Arnica
Osteomyelitis	Silicea
Osteoporose	Silicea
Ovarialgie linksseitig	Lachesis
Ovarialtumoren	Palladium
Ovarialzysten	Palladium

Symptom	Mittel
P	
Panik, wenn in einer Menschen- oder Tiermenge	Argentum nitricum
paranoid	Lachesis
Paranoidie	Skorpion
Parodontitis	Staphisagria
Pemphigus	Thuja
Plazentaretention	Sepia
Plazentaretention	Pulsatilla
plötzliche Wutausbrüche	Opium
Polypen in Nase und Ohren	Sanguinaria
postpartale Blutung	Lachesis
postvirales Syndrom	Silicea
postvirales Syndrom	Natrium chloratum
postvirales Syndrom	Gelsemium
Prellungsmittel, Brustkrebs	Conium
Pupillen erweitert	Stramonium
Pupillen erweitert und starr	Hyoscyamus
Pupillen, erweitert	Cina
Pupillen, erweitert	Belladonna
Pyogenesmastitis	Lachesis
Pyometra	Pulsatilla
Pyometra	Hepar sulfuris
Q	
Quetschungen, Zerrungen, Gehirnerschütterung	Arnica
R	
Raserei	Belladonna
Räude	Sulfur
Räude	Staphisagria
Räude	Psorinum
Reaktionen sehr langsam	Helleborus
Reaktionen, langsam	Plumbum metallicum
Reaktionsmangel	Helleborus
Reaktionsmangel	Carbo vegetabilis
Reaktionsmangel	Opium
Rechtsseitigkeit	Sanguinaria
Reisekrankheit	Cocculus
Reisekrankheit	Borax
Reizbarkeit	Nux vomica
Reizbarkeit	Chelidonium
Reizbarkeit	Sanguinaria
Reizbarkeit	Ferrum metallicum

Symptom	Mittel
Reizbarkeit	Chamomilla
Reizbarkeit	Bryonia
Reizbarkeit	Hepar sulfuris
Reizbarkeit, nervös	Asarum
Reizbarkeit, wenn in seinen eigenen Zielen gestört	Ferrum metallicum
Reizdarmsyndrom	Phosphor
restless legs Syndrom	Zincum metallicum
Rheuma	Sulfur
Rhinitis	Sanguinaria
Rhinitis	Pulsatilla
Rötung	Belladonna
Routine und Regeln, er braucht	Cuprum metallicum
Rucken und Zucken	Hypericum
Rückenschmerzen	Bryonia
Rückenschmerzen zu Beginn der Brunst	Asarum
Rückzug	Natrium chloratum
Rückzug wie bei einer Auster	Calcium carbonicum
Ruhe bessert	Bryonia
Ruhelosigkeit	Zincum metallicum
Ruhelosigkeit	Hyoscyamus
Ruhelosigkeit	Chamomilla
Ruhelosigkeit	Arsenicum album

S

Salz, Verlangen nach	Natrium chloratum
sanft und scheu	Pulsatilla
Sauerstoffmangel	Carbo vegetabilis
schamlos	Hyoscyamus
Schaum vor dem Maul	Hyoscyamus
Scheinträchtigkeit	Sepia
Scheinträchtigkeit	Platin
Scheinträchtigkeit	Palladium
Scheinträchtigkeit	Lac caninum
Scheu	Gelsemium
scheu, duckt sich	Lac caninum
Schlaflosigkeit	Opium
Schlafmangel	Cocculus
Schlaganfall	Opium
schlechte Hufqualität	Natrium chloratum
Schleimhäute gerötet	Sulfur
Schleimhäute, trocken	Sanguinaria
Schluckschmerzen	Lac caninum
Schmerz im rechten Eierstock	Palladium

Symptom	Mittel
Schmerzempfindlichkeit	Chamomilla
Schmerzempfindlichkeit, stark	Hepar sulfuris
Schmerzen entlang den Nerven	Hypericum
Schmerzen im Rektum	Ignatia
Schmerzen im unteren Rücken	Nux vomica
Schmerzen in der rechten Schulter	Sanguinaria
Schmerzen nach Zahnextraktion	Staphisagria
Schmerzen, rheumatisch	Palladium
Schmerzen, rheumatische	Agnus castus
Schmerzlosigkeit	Opium
Schmerzschwelle, hoch	Stramonium
schnelles Sättigungsgefühl	Lycopodium
Schnitte, Risse, chirurgische Eingriffe	Staphisagria
Schock, körperlich oder seelisch, posttraumatisch	Arnica
Schock, schwer	Carbo vegetabilis
Schreck nach einer Verwundung	Hypericum
Schrecken	Stramonium
Schreckhaftigkeit	Phosphor
Schreckhaftigkeit	Borax
Schrunden an den Füßen, schmerzhaft	Skorpion
Schrunden und Hautverdickungen	Graphites
Schüchtern	Conium
Schwäche	Psorinum
Schwäche	Carbo vegetabilis
Schwäche	Gelsemium
Schwäche der Hinterbeine	Nux vomica
Schwäche der Hinterbeine	Conium
Schwäche in den Beinen	Anacardium orientale
schwache Jungtiere	Ferrum metallicum
Schwäche und Erschöpfung bei robuster Erscheinung	Ferrum metallicum
Schwäche und Kollaps	Arsenicum album
Schwäche	Plumbum metallicum
schwächstes Tier eines Wurfes	Barium carbonicum
Schweißbildung, stark	Ferrum metallicum
Schwellung der Halslymphknoten	Barium carbonicum
Schwellungen	Apis
schwer aufzuwecken	Opium
Schwerfälligkeit und Scheu	Graphites
Schwindel	Hypericum
Schwindel	Helleborus
Schwindel	Conium
Schwindel	Cocculus
Schwindel	Bryonia
Schwindel	Borax

Symptom	Mittel
Schwindel	Asarum
Schwindel, Kopfrollen	Zincum metallicum
Schwung, fehlend	Alumina
Sehnen- und Bänderverletzungen	Silicea
Sehnenkontraktur	Causticum
Sehnenschwellung	Apis
Sehnsucht, Anhänglichkeit	Pulsatilla
sehr sensibel	Lac caninum
Seitenwechsel, Schmerzen wechseln die Seiten	Lac caninum
Sekrete, honigfarben	Graphites
Selbstverstümmelung	Ignatia
Selbstvertrauen fehlend	Anacardium orientale
Selbstvertrauen gering	Barium carbonicum
Selbstvertrauen schwach	Argentum nitricum
Selbstvertrauen, Mangel an Selbstvertrauen	Lycopodium
Selbstwertgefühl, Mangel an Selbstwertgefühl	Graphites
Selbstzentriertheit und Egomanie	Skorpion
seltsames Würgen	Ignatia
Senilität	Conium
Senilität, früh	Barium carbonicum
sensibel	Causticum
Sensibilität	Staphisagria
Sensibilität	Phosphor
Sepsis, septische Zustände	Hepar sulfuris
Septikämie	Lachesis
Seufzen	Ignatia
Sexualität, heftig, Erregung	Tarantula
Sexualtrieb, stark	Skorpion
Sexualtrieb, stark	Hyoscyamus
Sinusitis	Pulsatilla
Skleren gelb	Chelidonium
sondert sich von der Herde ab	Natrium chloratum
Sorgen um andere	Cocculus
spielt den Tapferen, obwohl es ihm an Selbstvertrauen mangelt	Lycopodium
spontan	Phosphor
Spontanabort	Sepia
Sprungfeder, wie aufgezogen	Tarantula
starker Durst	Natrium chloratum
steifer Hals und Wirbelsäule	Tarantula
steifer Rücken, Hüften und Gelenke	Sepia
Steißbeinschmerzen	Hypericum
Stichwunden	Hypericum
Stimmungsschwankungen	Ignatia
Stimmungswechsel, launisch	Chamomilla

Symptom	Mittel
Stimmungswechsel, plötzlich	Stramonium
Stolz	Platin
Störungen, neurologische	Agaricus
Strabismus	Stramonium
Strahlfäule	Sulfur
Strahlfäule im Maul	Borax
Straucheln	Agaricus
Stuhl, harter, trocken	Alumina
Stumpfsinnigkeit	Conium
Stupor	Opium
Sturheit	Calcium carbonicum

T

Taubheit im Gesicht	Platin
Taubheit, Kribbeln	Tarantula
Taumeln	Opium
Temperament, wechselhaft	Anacardium orientale
Thrombose	Arnica
Tics	Agaricus
tiefer Kummer durch einen vergangenen Verlust	Natrium chloratum
Tobsuchtsanfall	Belladonna
Todesnähe	Carbo vegetabilis
Tollwut	Hyoscyamus
Töten, einschließlich der eigenen Jungen, Impuls zu töten	Platin
Trägheit	Carbo vegetabilis
Trauer	Ignatia
Trauer und Rückzug, bei Bruch der Liebschaft	Antimonium crudum
Trauma	Hypericum
Traumata, Folgen vergangener	Stramonium
Traurigkeit, tief	Cocculus
Traurigkeit, verzweifelte	Agnus castus
Trennungsangst	Barium carbonicum
Treten, Beißen, Brüllen	Belladonna
Trigeminusschmerzen	Agaricus
trockene Augen	Zincum metallicum
trockener Husten	Nux vomica
Trübsichtigkeit	Skorpion
Trübsinn	Plumbum metallicum
Tumore	Thuja
Tumore der Sexualorgane	Conium
Tumoren an Eierstöcken bzw. Hoden	Tarantula
Tyrann	Chelidonium

Symptom	Mittel
U	
Übelkeit und Erbrechen	Cocculus
Überanstrengung	Arnica
Überbeine beim Pferd	Silicea
Überempfindlichkeit	Tarantula
Überempfindlichkeit	Chamomilla
Überempfindlichkeit	Zincum metallicum
Überempfindlichkeit gegen Geräusche	Borax
Überforderung	Calcium carbonicum
übermäßiger Appetit	Lac caninum
Unberechenbarkeit	Anacardium orientale
Unbeteiligt an der Umgebung	Graphites
Unentschlossenheit	Borax
Unentschlossenheit	Pulsatilla
Unerträglichkeit von Striegeln	Asarum
Unfruchtbarkeit	Natrium chloratum
Unfruchtbarkeit	Sepia
Unfruchtbarkeit	Platin
Ungeduld	Chamomilla
Ungeduld	Arsenicum jodatum
ungesellig	Chelidonium
Unnahbarkeit	Skorpion
unregelmäßige Brunst	Sepia
Unruhe	Arsenicum jodatum
Unruhe	Apis
unsicher	Lac caninum
Unsicherheit	Palladium
Unsicherheit	Lac caninum
Unsicherheit	Calcium carbonicum
Unterentwickelt	Barium carbonicum
Unterlegen, fühlt sich unterlegen	Lac caninum
Unverdauliches, frisst (Sand)	Calcium carbonicum
Urtikaria	Anacardium orientale
Uterus, dicke grüne Absonderungen aus dem Uterus	Thuja
Uterusprolaps	Sepia

Symptom	Mittel
V	
verächtlich	Platin
Veränderlichkeit, Hitze	Chamomilla
Veränderungen, empfindlich gegen	Arsenicum album
verängstigt	Helleborus
Verbrennungen	Apis
Verdauung, träge	Chelidonium
Verdauungsbeschwerden	Bryonia
Verdauungsschwäche	Sanguinaria
Vergiftung	Nux vomica
vergrößerte Lymphknoten	Tuberculinum
Verhalten, stutig	Lachesis
verklemmte Blähungen	Plumbum metallicum
Verlangen nach Veränderung	Tuberculinum
Verlangen, zu gefallen	Lac caninum
Verlangen, zu verletzen und zu töten	Skorpion
Verlangsamung	Alumina
Verlangsamung beim Denken	Cuprum metallicum
Verletzung der Nervenendigungen	Hypericum
Verletzung der Wirbelsäule mit Lähmung	Plumbum metallicum
Verletzungen	Arnica
Verletzungen und Traumata, Folgen von	Arnica
verliebt sich leicht, „Liebeskummer"	Antimonium crudum
Verliebtheit, rasch	Antimonium crudum
Verschlossenheit	Cuprum metallicum
Verstauchungen	Agnus castus
Versteckt sich hinter seinem Besitzer	Barium carbonicum
Verstopfung	Zincum metallicum
Verstopfung	Plumbum metallicum
Verstopfung	Graphites
Verstopfung	Bryonia
Verstopfung	Alumina
verstört starrende Augen	Hypericum
Verwirrung	Hypericum
Verwirrung	Conium
Verwirrung	Alumina
Verzagtheit	Agnus castus
Völlerei, schlimmer nach dem Fressen	Nux vomica
vorzeitiges Altern	Agnus castus

Symptom	Mittel
W	
Wanderlust	Tuberculinum
Warzen	Thuja
Warzen	Staphisagria
Warzen	Sepia
Warzen	Causticum
Warzen am Penis	Thuja
Warzen, Schrunden, Schorf	Antimonium crudum
Wasser, Furcht vor	Stramonium
wechselhaft, emotional und physisch	Pulsatilla
Wehenträgheit	Pulsatilla
Weibchen dominieren Männchen	Platin
White Line Disease	Silicea
wie von der Welt abgeschnitten	Helleborus
wildes Fleisch	Thuja
will gefallen	Phosphor
Willensstärke	Ferrum metallicum
Willensstärke, auch bei Verletzungen	Arnica
Wirbelsäulenverletzung	Hypericum
Wucherungen	Thuja
Wucherungen am Augenlid	Thuja
Wunden infiziert	Silicea
Wunden langsam heilend	Silicea
Wunden, eiternd	Hepar sulfuris
Würmer	Cina
Wut	Hyoscyamus
Wut, Erregung, Fluchtdrang	Belladonna
Wutanfälle häufig	Aurum metallicum
wütend	Chelidonium
Z	
Zahnabszesse	Hepar sulfuris
Zähne schwach	Calcium carbonicum
Zähneknirschen	Skorpion
Zahnfleisch, blutend	Anacardium orientale
Zahnschmerzen	Skorpion
Zahnschmerzen	Hypericum
Zahnungsbeschwerden	Chamomilla
Zahnverfall	Staphisagria
Zerrungen	Agnus castus
zerstörerisch	Tarantula
Zerstörungswut	Tuberculinum

Symptom	**Mittel**
Zimperlichkeit	Arsenicum album
Zittern	Argentum nitricum
Zittern der Gliedmaßen, Schwere, Schwäche, Taubheitsgefühl	Conium
Zittern	Gelsemium
Zorn	Belladonna
Zorn	Aurum metallicum
Zorn	Hepar sulfuris
Zorn, unterdrückt	Staphisagria
zornig	Cina
zu frühe Läufigkeit	Lac caninum
Zuckfuß (Hahnentritt)	Agaricus
Zuckfuß, Fußzuckungen	Cuprum metallicum
Zuckungen	Hyoscyamus
Zuckungen von Maul, Augenlidern und Kopfmuskulatur	Agaricus
Zuckungen Chorea	Tarantula
Zunge rissig	Borax
zurückgezogen	Natrium chloratum
Zurückweisung, weist jegliche Hilfe zurück	Arnica
Zustand traumähnlich	Opium
Zysten	Thuja
Zysten und Myome	Sepia
Zystitis	Staphisagria
Zystitis	Pulsatilla
Zystitis	Causticum
Zystitis	Borax
Zystitis	Ignatia

Teil 9
Besonderheiten bei der Therapie von Tieren, neue Tier Komplexe Z

Inhalt

01 – Test auf Futterverträglichkeit

Als erstes ist es von Vorteil, immer das Futter zu testen – vor allem bei Industriefutter Fütterung bei Hunden und Katzen o.a. Kleintieren. Hinter den meisten Industriefuttermarken steckt die Pharmaindustrie. Der Tierarzt Dirk Schrader aus Hamburg und Dr. Jutta Ziegler leisten sehr viel Aufklärung auf diesem Gebiet.
Bei Pferden Hafer-, Heu- und Strohqualität testen z.B. auf: Schimmelpilze, Herbizide (Glyphosat), Pestizide, Fungizide, GVO (Gen - veränderte Organismen) und Giftpflanzen. Die Futterumstellung sollte man immer mit einer Darmsanierung kombinieren, das kann schon 50 – 80% oder manchmal sogar vollständige Heilung ergeben.
Chemische Wurmkuren, chemische Parasitenmittel und Impfungen beachten und ausleiten.

Futterumstellungs Komplex Z
Futterumstellung D 30
Schimmelpilz Nosode D 30
Herbizid Nosode D 30
Pestizid Nosode D 30
Fungizid Nosode D 30
Parasiten Nosode D 30
Silage D 30
Imipenem D 30
Leber Komplex Z

02 – Halterwechsel

Für den Wechsel eines Halters z.B. wegen Todesfall oder Krankheit des ersten Halters. Wenn ein Tier nicht geliebt wurde, weil es nur als Mittel zum Zweck gekauft worden war, weil es lieblos weggegeben wurde, ein finanzieller Notverkauf, eine Abgabe ins Tierheim etc. - die Liste ist unendlich.
Dann geht es darum, ein gutes Verhältnis zum neuen Halter zu finden oder den Tod eines jahrelangen Pferdekumpels zu verschmerzen. Weiterhin ist es wichtig, die Entwurzelung bei Tieren aus dem Ausland zu überwinden, aber auch bei einem Absatzfohlen die (evtl. zu frühe) Trennung vom Muttertier zu kompensieren. Hierfür nehmen wir dann den Halterwechsel Komplex Z, in dem auch auf die Trennungsängste Bezug genommen wird.

Halterwechsel Komplex Z
Akzeptanz des neuen Halters D 30
Stramonium D 100 Mio.
Trauer Komplex Z
Acidum nitricum D unendlich
Trauma Komplex Z
Natrium chloratum D unendlich
Haltungs Komplex Z
kleiner Bär sc D unendlich

03 – Stallwechsel

Bei einem Stallwechsel brauchen wir die Fähigkeit, sich anpassen zu können.
Der Wechsel zu neuen Pferden und unbekannten Menschen verlangt Flexibilität. Der Verlust der „alten Heimat" bedeutet Heimweh, aber auch Futterwechsel und Wasserwechsel können ein Thema sein.

Stallwechsel Komplex Z
Haltungs Komplex Z
Stramonium D 100 Mio.
Capsicum D 30
Futterwechsel Komplex Z
Psycho Komplex Z
Travel Komplex Z
Assimilation D 30

04 – Tierarztbesuch

Für einen Tierarztbesuch brauchen wir ein Mittel, das die Ängste vor Ärzten, Untersuchungen, Prozeduren und Injektionen nimmt. Hierfür eignen sich die Mittel Stress Komplex Z, Angst Komplex Z, Sepia D 1000 und der Tierarztbesuch Komplex Z.

Tierarztbesuch Komplex Z
Stress Komplex Z
Angst Komplex Z
Silicea D 1000
Platinum metallicum D 1000
Narkose Ausleitungs Komplex Z (= Lymph Komplex Z)
Sepia D 1000

05 – Jagdtrieb

Für einen erhöhten Jagdtrieb brauchen wir immer wieder ein Mittel für Normalität. Hierfür eignet sich das Mittel Jagdtriebreduktion D 30.

Jagdtriebreduktion D 30

06 – Misshandlungen

Häufig werden Tiere wissentlich oder unwissentlich misshandelt. Sie bekommen unsere schlechte Laune und Stress zu spüren. Eine Misshandlung besteht z.B. auch dann, wenn Tiere als Kinder- oder Partnerersatz gehalten werden und somit vermenschlicht werden und daraus Verhaltensstörungen (Aggressionen) entstehen können, z.B. wenn der Hund nicht Hund sein darf.

Misshandlungs Komplex Z
Rollentausch D 30
fehlende Augenhöhe D 30
fehlender Respekt D 30
Übergriffigkeit D 30
Manipulation D 30
Ignatia D unendlich
Abgrenzung D 30
Misshandlungs Komplex Z

07 – Tieridentität

Tiere spiegeln oft die emotionale Stimmung ihrer Besitzer. Oft übernehmen sie auch deren Stimmung und leisten kompensatorische Arbeit. Wie kann man diesen Tieren helfen, sich selbst vor zu viel Übernahme zu schützen? Hier kommt der Schutz Komplex Z in Frage, aber auch für die Wahrung der Tieridentität der Identitäts Komplex Z.

Identitäts Komplex Z
Rosenthaleffekt D 30
Selbstsicherheits Komplex Z
Selbstwert Komplex Z

08 – Koliken

Häufig ist bei Koliken eine Darmsanierung mit einer Futterumstellung erforderlich. Zur Therapie gehört dann auch eine Ausleitungstherapie mit Ausleitung von potenziellen Giften.

Darmsanierungs Komplex Z
optimale Darmflora D 30
Rechtsdrehung des Futters D 30
Lymph Komplex Z
Ausleitungs Komplex Z

09 – Sterbebegleitung

Auch Tiere leiden, wenn andere Tiere oder die Halter sterben. Die Tiere benötigen für den Sterbeprozess und die Sterbebegleitung ebenso eine Hilfestellung wie wir Menschen. Für viele Menschen ist der Tod ihres Tieres schlimmer als der eines Menschen, da Tiere sich häufig harmonischer in eine Familie eingliedern als Kinder, Eltern oder Großeltern.
Für despektierliche Bemerkungen wie:
„Das war doch nur ein Tier“ oder „Dann kauf dir doch 'nen Neuen!“ wird ein Kränkungsmittel benötigt, in aller Regel Ignatia D 1000.
Schließlich ist eine der wichtigsten Fragen: Darf ein Mensch und ein Tier auch sterben? Falls ja, sollten wir hierfür den Weg frei machen.

Sterbebegleitungs Komplex Z
Arsenicum album D 100 Mio.
Stramonium D 100 Mio.
Trauer Komplex Z
Haltungs Komplex Z
optimale Farbbegleitung D 30
hilfreich haltende Hand D 30
Ignatia D 1000
moderiertes Abschiedsgespräch D 30
Erlaubnis zu sterben D 30

10 – Einschläferung

Das Thema Schuldgefühle nach dem Tod eines Tieres, die einige Menschen sogar jahrelang zerreiben, vor allem bzgl. Euthanasie: War es der richtige Zeitpunkt? Hätte ich mehr tun müssen? Habe ich versagt? Hätte das Tier noch weitergelebt, wenn ich es nicht eingeschläfert hätte? Wäre ich doch lieber zu einem anderen Tierarzt gegangen? Habe ich mein Tier umgebracht? Die Liste von Selbstvorwürfen ist lang und zermürbend.

Einschläferungs Komplex Z
Natrium choratum D unendlich
Selbstwert Komplex Z
Vergebungs Komplex Z

11 – Schutz vor Parasiten

Wie können wir unsere Tiere vor Insekten und Parasiten, aber auch vor Stechmücken, Leishmaniose, Ehrlichiose, Babesiose, Dirofilariose, Leptospirose schützen? Hierfür würde sich der Parasiten Komplex Z eignen.

Parasiten Komplex Z
Mücken Komplex Z
Zecken Komplex Z
Imipenem D 30

12 - Infektionskrankheiten

Die häufigsten Zivilisationskrankheiten beim Tier sind beim
Hund: Leishmaniose, Ehrlichiose, Babesiose, Dirofilariose, Leptospirose, Staupe, Tollwut, Zwingerhusten, ansteckende Leberentzündung, Borreliose, Erkrankungen von Skelett und Bewegungsapparat.
Katzen: Parvovirose - Katzenseuche, Feline Immunschwächeerkrankung "Katzen-AIDS", Feline Leukämie, Feline Infektiöse Peritonitis (FIP), Feline Infektiöse Anämie (FIA) Blutarmut, Tollwut, die Aujeszkysche Krankheit (AK) Pseudowut, Katzenschnupfen, Hautpilz - Dermatomykose und Toxoplasmose.
Bei diesen Erkrankungen würde man den Infektions Komplex Z einsetzen.

Infektions Komplex Z
Leishmaniose Nosode D 30
Ehrlichiose Nosode D 30
Babesiose Nosode D 30
Dirofilariose Nosode D 30
Leptospirose Nosode D 30
Staupe Nosode D 30
Tollwut Nosode D 30
Hepatitis A und B D 30
Borreliose Nosode D 30
Imipenem D 30

13 - Emotionscode nutzen

Der Emotions Komplex Z ist für die USK gedacht = ungelöste seelische Konflikte. Es gibt die Methode „Emotionscode" von Bradley Nelson, bei der „eingeschlossene" Emotionen auf dem Lenkergefäß (= Gouverneurs Gefäß - befindet sich in der Mitte des Körpers und zieht vom Steiß über die Wirbelsäule bis zum Scheitel und endet mittig an der Oberlippe.) mit einen Magneten oder Handstrich, entgegen der Flussrichtung, aufgelöst werden - praktisch ähnlich wie der Stirnstrich. Es werden auch Intentionen oder Absichten eingestrichen. Hierfür wäre der Emotions Komplex Z sinnvoll, um individuell ungelöste und eingeschlossene Emotionen und ungelöste seelische Konflikte (USK nach Dr. Klinghardt) und Herzmauern aufzulösen.

Emotions Komplex Z
Auflösung aller USK D 30
Auflösung der Herzmauer D 30
Auflösung aller eingeschlossenen Emotionen D 30

14 - Ursprungstrauma

Falls wir ein Ursprungstrauma haben und dieses auflösen wollen, können wir diese „Wurzelbehandlung" mit dem Ursprungstrauma Komplex Z durchführen.

Ursprungstrauma Komplex Z
Trauma Komplex Z
Zeugung D 100 Mio.
Horoskopverschiebung D 30

15 – Strahlungsfelder

Ein weiteres Problem sind Strahlungsfelder, die mit dem persönlichen Magnetfeld des Tieres (oder des Menschen), der Aura, nicht gut zusammenpassen. Die größten Einflüsse haben Sonnenwinde, die durch Sonneneruptionen ausgelöst werden. Diese können manchmal auch wie kleine Tornados aussehen und sind nur bisher nicht tödlich für alles Leben auf unserer Erde, weil unsere Erde durch ein kraftvolles eigenes Magnetfeld geschützt ist. Für diese Strahlungsinkongruenz würde ich den Frequenz Komplex Z einsetzen.

Frequenz Komplex Z
Strahlenschutz Komplex Z
Sonneneruptionen D 30
Sonnenwinde D 30
harmonisierende Magnetfelder D 30

16 – EMDR bei Tieren

Bei traumatisierten Tieren lohnt es sich, eine manuelle EMDR anzuwenden.
Dies kann man mit den Fingern oder Händen durch leichtes abwechselndes Tappen links und rechts am Kopf oder an den Körperseiten durchführen. Am besten ist es, wenn man dabei zusätzlich an das Thema bzw. an das Problem denkt, z.B. die Verweigerung in den Hänger zu gehen, bis das Tier Entspannungszeichen aufzeigt durch z.B. gähnen, abkauen, schnauben, strecken, tiefes Einatmen etc.

Zur Anwendung gibt es mehrere Möglichkeiten:

- eine Surrogatperson berührt das Tier und der Therapeut leitet die EMDR- Augenbewegungen und beide denken an das Thema bis Entspannungszeichen am Tier sichtbar werden.
- gibt es keine Möglichkeit das Tier zu berühren, dann hält die Surrogatperson ein Surrogat von dem Tier in der Hand - eine Feder, Fell. Foto ...
- der Tierhalter / Therapeut stellt sich vor dem Tier hin, mit oder ohne Berührung und führt die EMDR Augenbewegungen bei sich durch mit der Absicht:
  „*Ich praktiziere EMDR bei mir anstelle von* .... (Name des Tieres)" und denkt dabei an das Thema des Tieres
- bei einer Fernanwendung verbindet sich der Tierhalter / Therapeut mit dem Tier mittels eines Surrogats von dem Tier - eine Feder, Fell. Foto ... führt die EMDR- Augenbewegungen bei sich durch mit der Absicht:
  „*Ich praktiziere EMDR bei mir anstelle von* .... (Name des Tieres)" und denkt dann dabei an das Thema des Tieres
- der ganze Vorgang kann auch in Gedanken geschehen

Zur Vorbereitung gibt man am besten den **Trauma Komplex Z** und **Aconit D unendlich**.

Trauma Komplex Z
EMDR D 1000
Limbisches System D 30
Mandelkern D 30
Opium C 1000
Türkis D 100 Mio.

17 – Geopathische Belastungen

Geopathische Belastungen und elektromagnetische Belastungen in den Pferdeboxen, wo keine Fluchtmöglichkeit besteht, können für Tiere irritierend und verwirrend wirken. Da die Flucht auf eine Weide oft nicht gelingt, kann man bei dieser Fragestellung den geopathischen Komplex Z nehmen. Unter Geo-Engineering oder Climate Engineering versteht man vorsätzliche und großräumige Eingriffe mit technischen Mitteln in die geochemischen Kreisläufe der Erde.

Geopathischer Komplex Z
Schutz Komplex Z
Strahlenschutz Komplex Z
Stress Komplex Z
Geo-Engineering D 30

18 – Farbtherapie

Farben kann man therapeutisch einsetzen, wobei die Farbe Blau eher eine Dynamik herunterreguliert, während bei Rot die Energie heraufgefahren wird.
Um die Farben therapeutisch zu nutzen, ohne sie im Einzelnen genau zu benennen, kann man den Farben Komplex Z verwenden.

Farbtherapie Komplex Z
Heilfarben D 30
Farbtherapie D 30

19 – Musiktherapie

Musik kann man ähnlich wie Farben zu therapeutischen Zwecken verwenden. Ohne hier die Lieblingsmusik jedes einzelnen Tieres bestimmen zu wollen, kann man das mit den allgemeinen Begriffen beruhigende Musik D 30 oder klassische Musik D 30 bewerkstelligen.

Musiktherapie Komplex Z
beruhigende Musik D 30
klassische Musik D 30

20 – Gesundheitsprophylaxe

Ein Mittel, das reflektiert, dass alle Zellen im Organismus zusammenarbeiten und auch alle gleichzeitig miteinander kommunizieren können, ist der Gesundheits Komplex Z. Dieses Mittel enthält auch den Impuls, dass sich die Telomere an den Chromosomen erneuern und so Gesundheit und Lebenslänge der Zellen gewährleisten. Hier gibt es also keine Indikation im Sinne einer Krankheit, sondern mit diesem Komplex wird Gesundheit gefördert, ohne dass eine Krankheit vorliegen muss.

Gesundheits Komplex Z
Erkennungsfähigkeit der Zellmembran D 30
Gesundheitskreislauf D 30
Heilimpuls über die DNA Aura D 30
optimale Zellteilung D 30
Telomeraseaktivität D 30
Telomereapposition D 30
Zellregeneration D 30
Zusammenarbeit aller Zellen D 30
Zytokine D 30

21 – Überforderung, Unterforderung

Die Unterforderung, die Überforderung, ein Zuviel oder ein Zuwenig an Bewegung ist für Tiere eine wichtige Frage. Huskys sollten zum Beispiel möglichst drei Stunden pro Tag laufen. Für jene Tiere, die nicht in den richtigen Bewegungsablauf kommen können, wäre der Ausgleichs Komplex Z eine Möglichkeit, die Defizite zu kompensieren.

Ausgleichs Komplex Z
optimale Bewegung D 30
optimale Ruhepausen D 30
optimale Übereinstimmung zwischen Tier und Tierhalter D 30

22 – Bedeutung der Zähne

Die Zähne und damit auch der Biss ist ein großes Thema bei Hund, Katze, Pferd und Kaninchen. Die Zähne haben nicht nur die Funktion der Zerkleinerung beim Fressen, sondern repräsentieren auch Kraft, Stärke, Dominanz und Mittel für den Kampf um die Weibchen. Die Zähne sind sozusagen der Biceps des Tieres, das Symbol für Kraft und Stärke.
Ausnahme ist der Ameisenbär, der zu den „Zahnarmen" gehört, genau genommen zu den „Zahnlosen", da er seine Termiten und Ameisen zwischen zwei Knorpeln im Eingang zur Speiseröhre zermalmt. Er hat dort zwei Mühlsteine eingebaut, sodass er auf Zähne glatt verzichten kann.
Für die Zähne und ihre Erhaltung nimmt man den Kiefer Komplex Z, als Prophylaxe gegen Zahnkaries die **Polio Nosode D 30**, die man in diesem Zusammenhang täglich geben kann, und falls das Kiefergelenk betroffen ist, nimmt man **Kiefergelenk D 30**.

Kiefer Komplex Z
C3, C4 Komplement D 30
Imipenem D 30
Kieferostitis D 30
Pulpitis D 30

23 – Euthanasie – Das Einschläfern

Euthanasie ist das offizielle Wort, um ein Tier „friedlich zu töten" zu umschreiben, also einzuschläfern. Einschläfern klingt gut, so wie „sanft einschlafen". Hier darf man sich aber nicht täuschen lassen. Das Mittel T61 (Embutramid) hat als Wirkungsmechanismus eine vollständige Paralyse (Lähmung) der Skelett- und Atemmuskulatur. Das bedeutet, dass das Tier nicht mehr atmen kann und bei vollem Bewusstsein ersticken muss. Dies bedeutet, dass dieses Mittel nur einem vollständig narkotisierten Tier gegeben werden darf. Injektionen dann intravenös oder intrakardial. Hier muss die Narkose besonders sorgfältig und vollständig durchgeführt werden, um dem Tier die letzten Minuten der Agonie zu ersparen.
Die intravenöse Injektion soll nur am bewusstlosen (narkotisierten) Tier erfolgen. Hund: 0,3 ml T 61 pro kg Körpergewicht (KGW). Pferd, Schwein, Rind: 4 bis 6 ml T 61 pro 50 kg KGW. Die Injektion soll zügig, aber nicht zu schnell erfolgen.
Zur Vorbereitung kann man den Euthanasie Komplex Z verwenden.

Euthanasie Komplex Z
Rechtsdrehung D 1000
sanftes Entschlafen D 30
Natrium chloratum D unendlich

24 – Therapieresistenz und die richtige Drehrichtung

Bei einer Regulationsstarre testen wir, ob das Tier eine Rechts- oder eine Linksdrehung in seiner Aura hat. Durch Stress aller Art, durch Fehlbehandlung, durch Kränkungen und auch durch Traumata kann sich die physiologische Rechtsdrehung in eine Linksdrehung verwandeln und damit eine Therapieresistenz auslösen. Diese Form der Regulationsstarre kann man leicht durch den Stirnstrich mit Rechtsdrehung D 1000 auflösen. In schweren Fällen ist auch die Drehrichtung der inneren Organe gestört. Für diese Fälle geben wir die Wechseldrehung D 1000. Falls linksdrehende Nahrungsmittel nicht vertragen werden, würde man bei Nahrungsmittelunverträglichkeiten aller Art die molekulare Rechtsdrehung D 100.000 versuchen.

Dreh Komplex Z
Rechtsdrehung D 1000
Wechseldrehung D 1000
molekulare Rechtsdrehung D 100.000

25 – Chlordioxid Lösung

Chlordioxid D 30 kann man für alle Krankheiten zusätzlich verwenden. Eine ausführliche Literatur hat Andreas Kalcker in mehreren Büchern über CDL (CDS) vorgelegt. CDL oder CDS (Chlordioxid Lösung / Solution) ist als Desinfektionsmittel bereits hundert Jahre in Gebrauch. Es ist in einer fertigen Lösungskonzentration von 0,3% erhältlich, kann aber auch selbst hergestellt werden und wirkt in erster Linie gegen Viren, Bakterien und Pilze. Homöopathisch kann man es in der D 30 Potenz nachahmen.

CDL D 30

26 – Das Magnetfeld Mangelsyndrom

Eine Besonderheit bei Tieren ist das Magnetfeldmangelsyndrom. Es löst hauptsächlich Schmerzen aus. Daher werden Hunde und Pferde heute viel mit Magnetfeldmatten und - decken behandelt. Die Ergebnisse sind erstaunlich gut.
Erklärungen zum Magnetfeld Mangelsyndrom findet man unter diesem Link:
Quelle = https://michael-bachmann.ch/magnetfeld-mangelsyndrom-was-ist-das/

Die Ursachen des Magnetfeld-Mangel-Syndroms sind:
Die Erde verliert deutlich an Magnetfeldintensität, die Menschen verbringen zu viel Zeit in Häusern, Städten, Fahrzeugen usw., die neuen Einflüsse der Digitalisierung (z.B. E-Smog = Feldrauschen) stören das körpereigene biologische elektromagnetische Feld.

Möglichkeiten, die körpereigene Energie wieder aufzuladen.
Die Körperzellen brauchen wieder Erdmagnetfeldwellen, zugeführt in der Form einer natürlichen Sinuswelle (Natur-Elektrizität) und idealer Zellgrundtaktfrequenz (Erdmagnetfrequenz = Schumann Frequenz). Durch eine fein dosierte Zuführung des pulsierenden Erdmagnetfeldes in reiner Sinuswelle (kein Therapie-Magnetfeldsystem) kann die eigene Vitalität, die Regenerationsfähigkeit und die Resilienz gestärkt werden!

Magnetfeld Komplex Z
optimiertes Magnetfeld D 30
optimale Magnetfeldstärke D 30
optimale Ausrichtung des Magnetfeldes D 30
optimale Zellenkommunikation D 30

27 – Wirkung von LED – Leuchtbändern

Nach Erich Körbler und seinem Schüler Dr. Kramer bilden Halsketten, die nur metallene Kettenglieder haben, immer einen Stromkreis, wenn sie in die Nähe von Transformatoren kommen. Aus diesem Grunde wird empfohlen, in solchen Halsketten ein nicht leitendes Kettenglied einzubauen, damit die Ströme unterbrochen werden. Bei einem Hundekettenhalsband gilt das Gleiche.

Anders ist es bei den LED-Leuchthalsbändern, hier ist schon ein ständiger geschlossener Stromkreis vorhanden und mit einem Blinkmechanismus hat es eine zusätzliche pulsierende Einwirkung, da immer ein elektrischer Impuls auf das Biosystem abgegeben wird.

Wird das Halschakra durch die Einwirkung der elektromagnetischen Ströme irritiert, kann es zu Schilddrüsenerkrankungen kommen. Zusätzlich wird der Kopf, der Hals, die Augen und die Ohren belastet. Die Alternative wäre eine Leuchtweste.

Bei den LED – leuchtenden Bändern kommt zum Stromeinfluss noch die Farbwirkung hinzu, denn Farben können auch ungünstig auf ein System einwirken.

Strahlenschutz Komplex Z
geophysikalische Störung 5G Strahlung D 30
Chemtrail D 30 und D 100.000
Dumortierit D 100 Mio.
Elektrosmog D 30
Ginkgo D 100 Mio.
künstliches Blaulicht D 30
LED Strahlung D 30
Lichtpyramide D unendlich
Radium bromatum D 30
Rechtsdrehung D unendlich
Rosenquarz D 100 Mio.
Türkis D 1000
Turmalin schwarz D 100 Mio.
Uranium nitricum D 30
WLAN D 30

28 – Die optimale Geräuschkulisse

Die blecherne Hundesteuermarke am Hundehalsband macht ja ständig ein Geräusch. Sie klappert und klötert bei jeder Bewegung, und beim Spaziergang wird man doch als Mensch schon ganz schön genervt – wie ergeht es wohl dann dem Hund, welcher ja bis zu 5 x besser hört als ein Mensch? Gut, Hunde können auch ausblenden und selektieren – aber die Beschallung ist trotzdem da und wirkt auf das Körper- und Energiesystem ein. Ein möglicher Ausweg: Ein Handyfoto von der Marke machen und abspeichern für eine Kontrolle, das Handy hat man heutzutage ja immer dabei. Zusätzlich kann man die Marke auch im Portemonnaie aufbewahren. Auch wäre für die Marke ein kleines Stoffsäckchen am Halsband eine Möglichkeit.

optimale Geräuschkulisse D 30

29 – Die Läufigkeit

Die Läufigkeit bei Tieren ist eine kurze und wichtige Zeit. Das Paarungsverhalten sitzt ja tief in jedem Lebewesen drin. Ohne Paarung würde die Welt aussterben.
Führt die Paarung jedoch zu Problemen, im psychischen oder im körperlichen Bereich, kann man diese Läufigkeit durch verschiedene Mittel bremsen, die alle im Läufigkeits Komplex Z enthalten sind:

Läufigkeits Komplex Z
Aristolochia clematitis D 30
Pulsatilla D 30
Apis mellifica D 30
Agnus castus D 30

30 – Der Stirn-Hinterhaupt-Kontakt, SHHK

SHHK = Den Stirn Hinterhaupt Kontakt halten. Diese Technik wird auch ESR = emotional stress release oder ESA = emotionale Stress Auflösung genannt.
Diese beruhigende Handhaltung kann man vor einer EMDR – Sitzung anwenden. Schon während des Anamnesegespräches kann man den SHHK halten und dabei zusätzlich mit überkreuzten Armen auf den Oberarmen / Oberschenkel tappen (manuelles EMDR).
Schon hierdurch kann sich Einiges lösen. Der Kopf ist übersät mit hochsensiblen Energiepunkten und Reflexzonen.
Bei der Berührung des Hinterhauptes wird das Kurz- und Langzeitgedächtnis aktiviert, in dem die gesamten Erfahrungen gespeichert sind. Es tauchen wahllos Bilder aus der Vergangenheit auf.
Bei der Berührung der Stirn wird der Frontallappen durchblutet und aktiviert Wahlmöglichkeiten und Vorstellungskräfte.
Dadurch, dass gleichzeitig auch die linke und rechte Kopfseite berührt wird, integrieren sich die linke und rechte Gehirnhälfte – wodurch sich kreative Wahlmöglichkeiten, Wertfreiheit aller Stressoren und Ideen ergeben und sich sogar die Zeit- und Raumbegrenzung auflöst.
Somit aktivieren und harmonisieren sich Frontallappen und Kleinhirn sowie die linke und rechte Gehirnhälfte.
Auch die Schädelknochen bewegen sich und können auch schon mal knacken, wodurch auch die Gehirnflüssigkeit = Cerebrospinalflüssigkeit (Flüssigkeit in Gehirn und Wirbelsäule) aktiviert werden kann.
Hinzu kommen die Therapeutenhände, welche den SHHK am Patienten halten, mit all ihren Reflexzonen und Energiepunkten – was diese Hände am Kopf bewirken, können wir nur erahnen!

Als Therapeut erkennt man die heftigen Augenbewegungen, die Wärme, Hitze und Schweißbildung am Kopf, Mikrobewegungen und Zuckungen in Gesicht, Armen und Beinen, Atmungsschwankungen und die Tränen, das Gähnen und die Bauchgeräusche, als wenn sich aus einem Chaos eine neue Ordnung bildet.

Anwendung von SHHK:

- bei dem Anamnesegespräch
- zu einem bestimmten Thema, Schock, Erlebnis
- ohne Absicht z.B. bei Heilungsstagnation und schauen, was sich löst bzgl. hochkommt
- für Zukunftssichtungen, also Ziel - und Lösungsorientiert
- um die Vergangenheit zu ändern bzw. die alten und schmerzhaften Emotionen zu lösen.
  Man schaut ohne Ärger, Wut und Hass auf das Vergangene zurück.

Als Vorbereitungsmittel gibt man den SHHK Komplex Z (StirnHinterHauptKontakt)

SHHK Komplex Z
Auflegen beider Hände D 30
Zielsetzung beider Hände D 30
Stressauflösung D 30
inneres Gleichgewicht D 30
Hirnhälftenverbindung D 30

31 – Die chemische Kastration bei rolligen Rüden

Rüden leiden heftig, wenn läufige Hündinnen unterwegs sind und somit für den Halter wegen dem hochgefahrenen Geschlechtstrieb in ihrem Verhalten kaum steuerbar sind und sich im Vollstress- Modus befinden. Für diese Zeit kann man bei den Rüden einen „Kastrations-Chip" einsetzen lassen, der sie für einige Zeit unfruchtbar macht und die Testosteronproduktion unterbricht. Damit erlischt auch das Interesse für läufige Hündinnen.

Unter diesem Link finden wir eine genaue Beschreibung, wie der Chip angewendet wird:
https://tierarztpraxis-am-schlagbaum.de/pdf/hormonchip_fuer_rueden.pdf

Der „Kastrations"- oder Suprelorin-Chip ist ein Implantat, das mit einer etwas dickeren Kanüle unter die Haut im Nacken des Rüdens eingesetzt wird. Der Chip enthält den Wirkstoff Deslorelin, einen so genannten „Slow-Release-GnRH-Agonisten", den er über sechs (4,7 mg-Chip) bzw. zwölf (9,4 mg-Chip) Monate kontinuierlich in niedriger Dosis in den Körper des Hundes abgibt.
Hierdurch kommt es zu einer vorübergehenden Unfruchtbarkeit, ohne dass eine Operation durchgeführt werden muss. Daher spricht man hier im Gegensatz zur „chirurgischen Kastration" von einer „chemischen Kastration". Ein großer Vorteil des Chips liegt darin, dass seine Wirkung nur vorübergehend ist – nach etwa 6 bzw. 12 Monaten ist der Wirkstoff verbraucht und die Chip Wirkung verschwindet. Der Wirkstoff Deslorelin ähnelt dem körpereigenen Hormon GnRH (Gonadotropin Releasing Hormon). Das Hormon GnRH wird normalerweise in Intervallen ausgeschüttet und sorgt dafür, dass aus der Hypophyse, einer Drüse im Gehirn, Botenhormone ins Blut abgegeben werden, welche wiederum im Hoden die Bildung von Geschlechtshormonen (v.a. Testosteron) steuern.
Nach Einsetzen des Chips gibt dieser den Wirkstoff Deslorelin kontinuierlich in kleinen Mengen ab und blockiert dadurch bestimmte Rezeptoren an der Hypophyse. Der Körper erhält so das Signal, dass ausreichend Geschlechtshormone vorhanden sind und die Hypophyse gibt keine Botenhormone mehr ins Blut ab. Dies führt dann wiederum dazu, dass auch die Hoden die Produktion von Geschlechtshormonen einstellen. Ohne diese Geschlechtshormone werden auch keine Spermien gebildet, die Hoden sind gewissermaßen „abgeschaltet" und der Rüde ist vorübergehend zeugungsunfähig.

Kastrations Komplex Z
Agnus castus D 30
Platinum metallicum D 30
Origanum D 30
Gelsemium D 30
Ustilago D 30
Hormon M Komplex Z

32 – Vorbereitung einer therapeutischen Sitzung

Wenn wir für eine therapeutische Sitzung ein optimales Ergebnis erzielen wollen, sollten wir die Therapiesitzung mental und energetisch vorbereiten. Das tun wir, indem wir visualisieren. Wir stellen uns Regenbögen vor, die von dem zu behandelnden Tier zu allen Anwesenden verlaufen: Zu dem Tierhalter, zum Therapeuten, zu Helferinnen und zu allen Menschen in diesem Raum.
Dies führt dann zur Herstellung einer optimalen Testfähigkeit und Neutralität bei allen Testungen, zu Weisheit und Erkenntnis, zu einer guten Intuition, zu einem offenen Herzen, zu unserer Fähigkeit, in unserer Mitte zu bleiben. Gleichzeitig generieren wir Mitgefühl, Geduld und Abgrenzung.

Therapie Komplex Z
Lern Komplex Z
Objektivität D 30
gegenseitige Augenhöhe D 30
offenes Vertrauen D 30
lösungsorientiertes Vorgehen D 30

33 – Disharmonie durch unpassende Kreuzung

In Aufstellungsarbeiten mit Pferden gibt es bei Kollegen oft das Thema Genetik bzgl. Zucht. Es werden Pferde gezüchtet, die sich in normaler Wildbahn nie paaren würden, oder sie entstanden durch einen „Unfall" weil der Hengst ausgebrochen ist und eine Stute gedeckt hat. Das Problem ist dann, dass z.B. eine überaktive Rasse mit einer triebigen / faulen Rasse gekreuzt ist und das Pferd zwei Seelen in der Brust hat, was im Reitalltag große Schwierigkeiten mit sich bringen kann, nicht nur für den Reiter – auch für das Pferdwesen, welches mit den zwei verschiedenen Elementen in sich nicht klarkommt. Aber nicht nur bei Pferden, auch bei anderen Tierarten kann es ein Thema sein.

Kreuzungs Komplex Z
passende Kreuzung D 30
Harmonie verschiedener Gene D 30
gute Anpassung D 30

34 – Rückgängigmachung von alten Verletzungen

Kommt es durch einen Biss oder einen Unfall in einem Körperbereich zu einer Zellspeicherung der Verletzungen, werden die alten Verletzungen noch jahrelang gespürt, obwohl sie bereits abgeheilt sein mag. Es handelt sich dann um einen Phantomschmerz, der sich oft nur schwer behandeln lässt. Hier kann der Versuch unternommen werden, die pathologische Zellspeicherung aufzulösen.

Phantom Komplex Z
Schmerz bei abgeheilter Verletzung D 30
Auflösung einer alten Zellspeicherung D 30
Trauma Komplex Z
Phantomschmerz D 30

35 - Krankheitsgewinn

Ist ein Tier ständig krank - Symptom Hopping - und der Halter entwickelt sich zu einem hilflosen Helfer (ggf. mit einem Helfersyndrom), dann gab es in der Familie des Halters oft eine Person, oft ein Elternteil, welches lange Zeit krank war (Drogen, Alkohol, chronische Erkrankung), bei dem der Halter als Kind hilflos zusehen musste. Hierbei handelt es sich bei dem Tier um den Versuch, möglichst viel Aufmerksamkeit auf sich zu ziehen, um aus der Aufmerksamkeit in Form einer Substitution Lebensenergie zu gewinnen. Da dieser Mechanismus aber ein Fass ohne Boden ist, das letztlich nicht zu dem gewünschten Ziel führt, nämlich zu einem gesunden Selbstwertgefühl des Tieres und der Fähigkeit, aus seinen eigenen Kräften Energie zu gewinnen, sollte man dieses „auslaugende" System nicht unterstützen.

Surrogat Komplex Z
Auflösung der Stellvertreter Situation D 30
Rollentausch D 30
Wille zur Genesung D 30

36 - Rudel- und Herden Verträglichkeit

Rudel Harmonisierung (Hunde und Katzen) und Herden Harmonisierung (Pferde, Kühe, Hühner)
Zum Thema Tiere gehören ja auch die Tierhalter. Alle zusammen bilden eine emotionale Struktur, die der einer Familie entspricht.
Der Halter und seine Familie wirkt auf jedes einzelne Tier und bildet zu jedem Einzelwesen eine besondere Resonanz. Somit treffen viele verschiedene Interessen und Aurabesonderheiten aufeinander.

Zum Beispiel muss ein Pferd aus einer Herde herausgenommen werden bei Unverträglichkeit mit anderen Pferden - sei es, es ist zu schwach und wird gemobbt, sei es, es ist zu stark und ängstigt die anderen, sei es, es hat eine Aura, die mit den anderen nicht kompatibel ist.
Hierfür können wir diese Mittel im Harmonisierungs Komplex Z verwenden.

Tierharmonisierungs Komplex Z
Verträglichkeit verschiedener Tiere untereinander D 30
Kompatibilität der Energiefelder D 30
Ausgleich unterschiedlicher Interessen D 30
Ausgleich von Neid, Eifersucht und Konkurrenzdenken D 30

37 - MDR1 - Gendefekt bei Hunden

Der MDR1 - Gendefekt betrifft alle Schäferhunde und verwandte Rassen. Der Gendefekt kann in jedem Alter und jedem Gesundheitszustand auftreten.
Man vermutet, dass das **Narkosemittel Ketamin** der Auslöser ist für das Versterben der Hunde innerhalb von 1 - 3 Tagen nach einer Operation, egal welche Operation, auch bei einem Notfall.
Wird Ketamin benutzt, können die Hunde den Wirkstoff im Kopf nicht abbauen und es kommt zum Organversagen.
Ein schleichender Tod, bei dem man nicht gegensteuern kann, den man nicht bemerkt, denn die Hunde sind nach der OP wach und augenscheinlich normal und fit.

Folgender Bericht ist ein Auszug aus, Quelle: Tierklinik Trillig über d. MDR 1 Gendefekt
www.tierklinik-trillig.de/service/wissenswertes/mdr-1

Was ist der MDR1 Defekt?
Der MDR1 Defekt (Multidrug - Resistenz Transporter) ist eine Gen-Erkrankung, bei der bestimmte Hunderassen besonders empfindlich auf verschiedene Arzneimittel reagieren. Was ist die Funktion des MDR1-Gens?
Das MDR1 Gen schützt gesunde Tiere vor dem Eindringen von evtl. gefährlichen Fremdstoffen (Arzneimittel und Umweltgifte) in das Hirn und Nervensystem. In der Leber und Niere trägt MDR1 zur Ausscheidung dieser Stoffe bei und im Darm verringert es die Aufnahme.
Fehlt Hunden dieses Gen, dann ist der Schutzmechanismus reduziert und es kommt zu schweren Anzeichen einer Arzneimittelüberdosierung. Die Hunde zeigen nach der Einnahme dieser Medikamente schwere Vergiftungszeichen, wie Bewegungs- und Koordinationsstörungen, Zittern, Benommenheit, Erbrechen bis hin zum Koma und Todesfällen.

Welche Hunderassen sind betroffen?
Der MDR1 Defekt wird vererbt, jedoch erkrankt ein Hund nur wenn er je ein betroffenes Gen von Mutter und Vater erhalten hat, also homozygot, d.h. reinerbig ist (MDR1 -/-).
Tiere, die nur ein betroffenes Gen tragen, also heterozygot – mischerbig sind (MDR1 +/-) erkranken nicht, geben jedoch die defekte Erbanlage zu 50% an ihre Nachkommen weiter. Nach neueren Untersuchungen kann es eine gering erhöhte Empfindlichkeit gegenüber einigen Arzneimittel geben.
Gesunde Tiere sind keine Träger des Defektes (Typ MDR +/+). Der Defekt ist bislang nachgewiesen bei: Collie und Border Collie (30%) Shetland Sheepdog (<5%), Australian Shepherd (<6%) , Bobtail, Old English Sheepdog, Deutscher Schäferhund, Longhaired Whipped, Weißer Schweizer Schäferhund, Wäller, English Shepherd, Silken Windhound.
Auch bei anderen Hunderassen wie Labrador, Irish Wolfshound sind heterozygote Träger nachgewiesen worden.

Welche Arzneimittel sind gefährlich?
Medikamente aus verschiedenen Stoffgruppen können bei reinerbig betroffenen Hunden zu schweren Symptomen führen:

Stoffgruppe A	dürfen bei Hunden mit MDR1-Defekt nie angewendet werden	Ivermectin Präparate, Imodium ®
Stoffgruppe B	sollten nur vorsichtig verwendet werden	Diverse Arzneimittel wie Zytostatika, Opioide, Herzglykoside, Antibiotika, Antiemetika, Antiepileptika
Stoffgruppe C	können problemlos angewandt werden	Stronghold ®, Advocate ®, Milbemax ®

Diese Liste ist noch nicht vollständig und wird ständig durch Forschungsgruppen ergänzt.

Wir halten uns in unserer Klinik ständig auf dem aktuellen Stand und kennen die genaue Liste der bekannten Stoffe.
Sie finden diese Liste auf der Internetseite:
https://mdr1-defekt.transmit.de/mdr1-defekt/mdr1-gendefekt-beim-hund

Wie kann ich erkennen, ob mein Hund ein defektes MDR1 Gen hat?
Hierfür steht ein sicherer DNA-Gentest zur Verfügung. Wir benötigen nur etwa 0.5 ml Blut (evtl. auch Backenabstriche). Betroffene Hunde werden rasch und sicher erkannt.
Sinnvolle Zuchtentscheidungen können getroffen und das Risiko bei der Anwendung von Arzneistoffen reduziert werden.
Wenn Sie Besitzer einer der genannten Hunderassen sind, sollten Sie diesen Test so rasch wie möglich durchführen lassen.

„Bericht Auszug Ende"

Tieroperations Komplex Z
funktionierende Hirnschranke D 30
optimales Entgiftungssystem D 30
virtuelles MDR1 Gen D 30
Ketaminverträglichkeit D 30

38 – Vorbereitung zu einer Operation

Für Tiere und den Tierhalter sind Operationen aus verschiedenen Gründen mit Angst und Stress verbunden. Zum einen hofft man, dass durch die Operation das Problem behoben werden kann, zum anderen hofft man, dass das Tier die Narkose gut verträgt, die Wunde gut heilt und die Gesundheit sich langsam wieder einstellt. Für diese Sorgen und Nöte wurde der Operations Vorbereitungs Komplex Z kreiert, um Ängste, Sorgen und Stress im Vorfeld zu reduzieren.

Operations Vorbereitungs Komplex Z
Heilweise der Aborigines D 30
Regenerations Komplex Z
Staphisagria D 1000
Verletzungs Komplex Z
Verträglichkeits Komplex Z
Psycho Komplex Z

Teil 10
Impfungen

Bei Pferden, Hunden und Katzen wird gegen verschiedene Erreger geimpft. Um die Impfungen besonders verträglich zu machen, würde man zeitnahe auch die entsprechenden Impfstoff Komplexe Z geben. In diesen ist zusätzlich Thuja D 200 enthalten.

Impfungen bei Pferden
Hier werden Pferde gegen Tetanus, Influenza, Herpes und das West-Nil Virus geimpft.

Pferde Impfstoff Komplex Z
Tetanus Impfstoff D 30
Influenza Impfstoff D 30
Herpes Impfstoff D 30
West Nil Virus Impfstoff D 30
Thuja D 200

Hunde Impfstoff Komplex Z
Anaplasmose Impfstoff D 30
Babesiose Impfstoff D 30
Borreliose Impfstoff D 30
Ehrlichiose Impfstoff D 30
Hepatitis Impfstoff D 30
Leishmaniose Impfstoff D 30
Leptspirose Impfstoff D 30
Parovirus Impfstoff D 30
Staupe Impfstoff D 30
Tollwut Impfstoff D 30
Zwingerhusten Impfstoff D 30
Thuja D 200

Katzen Impfstoff Komplex Z
Panleukopenie Impfstoff D 30
Rhinotracheitis Impfstoff D 30
Herpes Impfstoff D 30
Calici Virus Impfstoff D 30
Leukose Impfstoff D 30
Tollwut Impfstoff D 30
Feline infektiöse Peritonitis D 30
Thuja D 200

Hühner Impfstoff Komplex Z
Hühnerschnupfen Impfstoff D 30
Atypische Geflügelpest Impfstoff D 30
Geflügellähme Impfstoff D 30
Infektiöse Laryngotracheitis ILT Impfstoff D 30
Coccidiose Impfstoff D 30
Infektiöse Bronchitis IB Impfstoff D 30
Thuja D 200

Impfung bei Ziervögeln
Ziervögel in der Hobbyhaltung, z.B. Papageien, Sittiche, Finken, bedürfen normalerweise **keiner Impfung**. Bei Neuzugängen bzw. Zukauf wird eine Quarantäne empfohlen, bis tierärztlich abgeklärt ist, dass keine ansteckenden Erkrankungen vorliegen.

Impf Rettungs (=Notfall) Komplex Z
Bedeutung:
Dieser summarische Impfkomplex Z gibt einen Schutz für viele Infektionskrankheiten.
Er verstärkt die Abwehr gegen pathologische Viren, Bakterien und Parasiten.
Er führt zur Abschwächung aller Impfnebenwirkungen.

Impf Rettungs (=Notfall) Komplex Z
Immun Komplex Z
Thuja D 200
alle Impfnosoden D 30
Virus Nosode D 30
Imipenem D 30

Teil 11
Die natürliche Wurmkur bei Hunden

Natürliche Wurmkur und Prophylaxe Empfehlungen für Hunde

Achtung: Katzen dürfen nicht alle hier empfohlenen Mittel bekommen!!!

Die beste und wirksamste Wurmprophylaxe ist immer noch die natürliche Ernährung für eine **gesunde und aktive Darmfunktion**!
Industriefutter jeglicher Art ist „vorverdaute" Nahrung und macht den Darm „faul, lahm und unaktiv", wodurch Würmer nicht mehr natürlich abgewehrt werden können.
Mit einer chemischen Entwurmung werden eine Menge Toxine in den Organismus gegeben, die dort erheblichen Schaden anrichten können, ebenso schädigen sie die Leber und greifen den Darm und die Darmflora stark an, wodurch eine Menge anderer Erkrankungen entstehen können, da die Darmflora einen wichtigen Teil des natürlichen Abwehrsystems bildet. Viele Darmerkrankungen u.a. Körpersymptome sind auf übermäßige und überflüssige chemische prophylaktische Wurmkurgaben zurückzuführen, wodurch sich u.a. auch Resistenzen entwickeln und die natürliche Eigenabwehr völlig geschwächt wird.

Vorbereitungen für eine Wurmkur – Nachweis der Würmer

Man sollte den Kot über 3 Tage sammeln und vermischen, dann erst einmal vom Tierheilpraktiker oder Tierarzt auf Parasiten untersuchen lassen. Bei Befall würde man eine individuell abgestimmte homöopathische Wurmkur mit späterer homöopathischer Wurmprophylaxe sowie eine Empfehlung für eine Phytotherapie und die entsprechenden Nahrungsmittel anberaumen.

Am besten alle 6 Monate die Entwurmung kurz vor dem Vollmond planen, da sich Parasiten nach dem Mondzyklus vermehren (laut Swanie Simon) und zu dieser Zeit am aktivsten sind und weiter aus der Darmschleimhaut hervortreten. Eine permanente tägliche Zufütterung von natürlichen Kräutern und Lebensmitteln zur Wurmprophylaxe ist zu empfehlen. Alle Mengenangaben zu den Substanzen sind nur ungefähre Angaben. Die genauen Dosierungen sollte man austesten. Die Liste ist naturgemäß nicht vollständig. Natürliche Mittel wirken immer individuell und sind nicht für jedes Tier gleichwirksam. Hier hilft das genaue Austesten, welche Substanzen benötigt werden bzw. Resonanz anzeigen.

Karottensuppe Darmreinigungs-KUR nach dem Kinderarzt Prof. Dr. Ernst Moro

Die Dauer und Menge austesten!

- **500g BIO - Wurzeln** waschen, BIO nicht schälen nur waschen / schrubben, denn in der Schale sind wichtige Nährstoffe und Bitterstoffe enthalten.
- grob kleinschneiden
- mit **1½ l Wasser** MINDESTENS 1 Stunde lang köcheln lassen - nicht kürzer!!!
- erst danach **1 gestrichenen TL Himalaya-Salz** hinzugeben (kein raffiniertes Salz)
- mit dem Kochwasser zusammen die Wurzeln mit einem Stabmixer / Standmixer pürieren
- sollte Wasser verdunstet sein, mit abgekochtem Wasser **auf ca. 1 Liter** wieder auffüllen
- in Kühlschrank ca. 2- 3 Tage haltbar, möglichst nicht einfrieren!
- Quinoa kochen, im Kühlschrank 2 - 4 Tage haltbar
- Beispiel für eine Mahlzeit: 6 EL Wurzelsuppe 2 EL Quinoa o.a.
- ca. 3 - 4 Tage lang im Normalfall füttern oder auch länger, gemäß individuell nach dem gesundheitlichen Zustand des Hundes
- diese Fütterung kann immer mal wieder als Magen-Darm-KUR wiederholt werden.
- evtl. falls keine Eiweißallergie vorliegt, kann z.B. Hüttenkäse hinzugefügt werden.

Was hinzugefügt werden darf, um die Suppe schmackhaft zu machen, wird individuell ausgetestet, je nachdem, was für Symptome vorliegen und welche natürliche Ernährung gewählt bzw. vertragen wird – hier wird gewählt / getestet aus:
BARF Biologisch Artgerechtes Rohfutter, Vegetarische - oder Vegane Fütterung oder
RMF Rotational Momo Feeding nach Nora Lenz.
Hier der heilende Effekt der lang gekochten Wurzelsuppe:
Beim Kochen der Karotten entstehen kleinste Zuckermoleküle, so genannte Oligosaccharide. Sie sind den Darmrezeptoren zum Verwechseln ähnlich, so dass die Bakterien statt an der Darmwand an den Zuckermolekülen andocken und einfach ausgeschieden werden. „Langes Kochen (1 Stunde) ist dabei durchaus notwendig," erklärt der pharmazeutische Biologe Professor Wolfgang Blaschek, bei kürzerer Garzeit sei der positive Effekt nicht garantiert

Alle folgenden Substanzen bzgl. Resonanz, Mengen und Gaben genau austesten!

Kräuter und Gewürze
Die Kräuter und Gewürze möglichst nur in BIO-Qualität oder Arzneitees /- kräuter aus der Apotheke oder Drogerie kaufen, da sonst die Schadstoffbelastung durch Pestizide, Fungizide und Insektizide zu groß ist und zusätzlich den Körper belastet.
Dosierungen für getrocknete Kräuter, bei frischen Kräutern die Menge halbieren:
ca. 2 - 3 g pro 10 kg Körpergewicht
- kleine Hunde bis 5 kg 1 Teelöffel / 3 x 2 Tropfen Tinktur
- mittelgroße Hunde bis 15 kg 1 Esslöffel / 3 x 2 - 4 Tropfen Tinktur
- große Hunde bis 30 kg 1 - 2 Esslöffel / 3 x 3 - 5 Tropfen Tinktur
- große Hunde über 30 kg 2 - 4 Esslöffel / 3 x 5 - 6 Tropfen Tinktur

Kräuter - und Gewürzpillen selbst herstellen:
Jeweils 1 Teelöffel getrocknetes Kraut zusammen mit etwas Buchweizenmehl und Honig kneten und kleine Bällchen rollen und in den Schlund des Hundes zum sofortigen Runterschlucken drücken. Für einen 30 kg Hund werden ca. 5 - 6 Haselnuss große Kügelchen pro Gabe benötigt.
Es müssen nicht alle Kräuter verwendet werden, der Test zeigt Resonanz an.
Die unten angegebenen Kräuter immer mal wieder auch im Wechsel in kleinen Mengen täglich unters Futter mischen zur Dauerprophylaxe oder als Kur.
Die genaue Menge jeweils austesten:
Wermut, Thymian, Petersilie, Bärlauch, Ingwer, schwarzer Pfeffer, Beifuß - Blüten, Schwedenkräuter Fertigprodukt, Pfefferminze, Raute, Nelke, Oreganokraut oder -Öl, Kurkuma (immer in Verbindung mit schwarzem Pfeffer geben)

Propolis macht den Darm wurmabweisend und tötet laut Studien Protozoen (Einzeller)
Fertigmischung:
- 10 ml Propolis Urtinktur
- 500 ml Wasser
- in ein dunkles Gefäß geben und im Kühlschrank aufbewahren, 6 Tage lang haltbar
- 2 TL pro10 kg Körpergewicht evtl. mit Spritze ins Maul

Urtinktur Tropfen pur ins Futter mischen oder mit Spritze ohne Nadel ins Maul geben
Pulver 2 x täglich 0,05 g pro kg Körpergewicht

Chlordioxid
1 aktivierter Tropfen (1 Tr. Natriumchlorit 22,5% mit 1 Tr. Salzsäure 3,5% / 60 Sekunden Reaktionszeit) entspricht der Wirkung von 1 ml der fertigen Chlordioxid-Lösung 0,3%. ClO2 ist in der Lage die Blut-Hirn-Schranke zu überwinden und kann somit auch dort Schwermetalle, Parasiten, Viren, Bakterien und Pilze oxidieren.
CDL 2 - Komponenten Lösung zur Vorbeugung eine Chlordioxid-Kur 2 oder 3 x jährlich
Hund / Katze: 1 ml CDL 0,3% pro 10 kg / KG 2 - 3 x täglich 2 bis 3 Wochen
Das CDL 0,3% verdünnt man hierbei mit der 6 - 10-fachen Menge Wasser.
Pferd: 4 - 6 ml pro 100kg / KG pro Gabe 2 - 3 x / akut 5 - 8 x tägl.
pro 1 ml Chlordioxid-Lösung sollten mindestens 10 ml Wasser hinzugegeben werden
äußerlich: kann auch pur aufgetragen werden. Bei Wunden, die steril gespült werden müssen, eignet sich eine Verdünnung mit isotonischer Kochsalzlösung im Verhältnis 1:1

Kolloidales Silber, ein natürliches Antibiotikum, 10 - 25 ppm innerlich / 50 ppm äußerlich
NUR Glas oder Keramik zum Eingeben verwenden, KEIN Plastik - oder Metalllöffel
kleine Hunde / Katzen: 5 ml KS 3 - 15 ppm 1 x tägl.
Hund: ab 15 kg: 10 ml KS 20 - 25 ppm 2 x tägl.
Nager: 5 ml KS 3 - 15 ppm 1 x tägl.
Fische: 5 ml KS 6 ppm auf 40 Liter 14-tägig
Kleinvögel: 2 ml KS 3 - 5 ppm 1 x tägl.
Papageien: 5 ml KS 3 - 5 ppm 1 x tägl.
Pferde, Rinder: 30 ml KS 20 - 25 ppm 2 x tägl.

Kamala, Fruchthaarpulver - nur kurzzeitig anwenden!
3 Tage lang - dann 4 Tage Pause - dann wieder 3 Tage
kleine Hunde: 1 Messerspitze
mittelgroße Hunde: 2 Messerspitzen
große Hunde: 3 Messerspitzen

Effektive Mikroorganismen EM: Entgiftung, Darmfloraaufbau, allgemeines Heilmittel
z.B. 50% EM Urlösung und 50% Wasser gemischt, einschleichend ins Futter mixen
EM Urlösung innerlich: zur Darmsanierung in Wasser verdünnt über das Futter
Katze: 2 - 5 Tropf. / 1 x tägl. abends
Hund: 5 - 10 Tropf. / 1 x tägl. abends
Mensch: ca. 10 Tropfen/ Tag in Glas Wasser zu sich nehmen, kurz vor einer Mahlzeit
äußerlich: Hautprobleme: z.B. 1:10 mit Wasser verdünnen in Sprühflasche

Zeolith und Bentonit: Keinen Metalllöffel, nur einen Holz- oder Plastiklöffel verwenden.
Hund / Katze: 1 x tägl. 1g pro 10 kg / KG abends 2 Stunden nach dem Futter
Pferd / Pony: 15 g pro Tag **Großpferd**: 30 g pro Tag **Kaltblut**: 40 g pro Tag
äußerlich: Mit etwas Wasser vermischen und als Brei auftragen
innerlich: Bei Hunden / Katzen z.B. mit Frischkäse, bei Pferden angefeuchtet mit Heucobs oder Mash, aber immer 2 Std. Abstand zum Mineralfutter.
Man kann Zeolith und Bentonit sehr gut kombinieren, sie ergänzen sich gut in der Wirkung. Sollte nicht gleichzeitig mit Medikamenten verabreicht werden, hier Abstand von mindestens 2 Std. einhalten. Zur Unterstützung kann man noch Chlordioxid geben.

MSM: Methyl-Sulfonyl-Methan organisch
Ist als Kur oder dauerhaft anwendbar. Unbedingt Abstand zu Chlorella einhalten.
Einen Holz- oder Plastiklöffel verwenden, keinen Metallnapf oder Metalltrog.
Innerlich:
Hund / Katze: 1 - 2 Messlöffel pro 20 kg (1 Messlöffel = 1,25 g) täglich ins Futter
Pferd: 1 - 2 Messlöffel (1 Messlöffel = 1,25 g) pro 100 kg Körpergewicht täglich ins Futter
äußerlich: MSM in Wasser auflösen und die Hautpartien damit regelmäßig einreiben.

Schwefel anorganisch
Eine Kur von 3 Monaten ist empfehlenswert, einschleichen, es kann aber auch dauerhaft eingenommen werden. Holz- oder Plastiklöffel verwenden.
innerlich:
Hund / Katze: 0,6 g pro 10 kg / KG täglich ins Futter
Pferd: 1 g pro 100 kg / KG 2 x täglich
äußerlich: auftragen zur Schmerzlinderung bei Arthritis, Arthrose und rheumatischen Beschwerden, da es die Schmerzrezeptoren beruhigt, mit Olivenöl, Hanföl, Kokosöl ... (auch ozonisierte Öle) im Verhältnis 1: 2 vermischt und 2 - 3 x täglich auftragen.

Phyto - Naturmoor, Huminsäure kann dauerhaft dem Futter beigefügt werden oder als Kur, allgemeines Heilmittel, ein Holz- oder Plastiklöffel verwenden,
kleine Hunde / Katzen: ca. 2,5 ml 1 kg / KG (KG - Körpergewicht)
Hunde: ab 5 kg ca. 1 ml pro 1kg / KG
Pferd: 10 - 15 ml pro 100 kg / KG
innerlich: unterstützend bei allen Darmgeschehen und für die natürliche Abwehr
äußerlich: auftragen zur Schmerzlinderung bei Arthritis, Arthrose und rheumatischen Beschwerden, da es die Schmerzrezeptoren beruhigt

Schüssler Salze: Nr. 10 Natrium sulfuricum - das Salz für Ausscheidungen jeglicher Art

Bachblüten: Crap Apple - die Reinigungsblüte, Dosierung testen

Solunate Spagyrik, z.B. alle Mittel abwechselnd tägl. hintereinander, Dosierung testen
Solunat Nr. 1 u. 9 - Stoffwechsel
Solunat Nr. 6 - Entgiftung allgemein
Solunat Nr. 8 - Leber
Solunat Nr.16 - Nieren

Papain als Kur, Darmparasiten wie Würmer, Giardien, Flagellaten / Hexamiten und alle Einzeller bestehen hauptsächlich aus Eiweiß, das Enzym Papain hat eine eiweißspaltende Wirkung und unterstützt die Eiweißverdauung.
Hund 30 kg (+): 3 Tage je 1 gestr. Esslöffel (= ca. 20 g gesamt für alle 3 Tage)
Hund 15 - 30 kg: 3 Tage je 1 gestr. Teelöffel (= ca. 10 g gesamt für alle 3 Tage)
Kleine Hunde und Katzen unter 15 kg:
3 Tage je 1/2 Teelöffel (= ca. 5 g gesamt für alle 3 Tage) dem Futter beimischen und nach 3 Wochen wiederholen.
Nicht anwenden bei trächtigen und säugenden Tieren.

Grapefruitkernextrakt in BIO-Qualität, nur einschleichend anwenden!
Ein natürliches Antibiotikum gegen Pilze, Viren, Mikroben, Bakterien, Würmer

Papayakerne getrocknet und gemahlen verfüttern als Kur
Kleine Hunde/Katzen 1/2 TL
Mittlere Hunde 1 gestrichener Teelöffel
Grosse Hunde 1 gestrichener Esslöffel

Arecanuss / Betelnuss und **Granatapfelwurzelpulver** speziell bei Bandwurmbefall!
Nicht für Welpen und trächtige Hündinnen
½ Teelöffel Arecanusspulver (Muskatreibe) und
1 Teelöffel Granatapfelwurzelpulver mit Buchweizenmehl und Honig zu Pillen drehen

Mykotherapie, Heilpilze
Shiitake - zur Bekämpfung von Magen- und Darmwürmern
Coriolus versicolor - wirkt antibakteriell, fungizid und stärkt das Immunsystem

Natriumhydrogencarbonat: Milieu verändernd, der Säure-Basen-Haushalt wird gestärkt.
Immer eine Prise Natron mit ins Trinkwasser geben.

Terrakraft® Traubenkernextrakt von Hecht Pharma, immer mal wieder als 6 Wochen-Kur
1 - 3 x täglich 1 Teelöffel zur Stärkung des Abwehr- und Biosystems geben.

Farbtherapie, keine Energiesparlampen benutzen!
Ganzkörperbestrahlung 1 x tägl. 30 min GELB u. / o. GELBGRÜN nach Dinshah
Auch andere Farben könnten individuell möglich sein - Farbe und Dauer austesten
Die Lampe in so einen Abstand zum Tier bringen, das KEINE Wärmeerzeugung am Körper stattfindet.
Es geht nur um die Farb-Frequenzen. Das Tier muss aus dem Lichtkegel flüchten können.
Empfehlenswert und als Ersatz hierzu ist der **Farbtherapie Komplex Z**

Kanne Brottrunk Bio Enzym Fermentgetreide 1g auf 1 kg / Körpergewicht

Apfelessig 1 Teelöffel, 3 x in der Woche je nach Hundegröße

geriebene Möhren immer frisch zubereiten mit Schale (geschruppt, nicht geschält)

Knoblauch frisch gepresst, als Pulver oder als Öl
½ - 1 Zehe 3 x in der Woche unters Futter mischen

Naturjoghurt, noch besser ist **rechtsdrehende Milchsäure 21%**
1 - 3 Teelöffel, 3 x in der Woche, Aufbau und Unterstützung der Darmflora

gemörserte Kürbiskerne aus der Arzneiabteilung oder Bio
immer frisch mörsern / mahlen, also nicht auf Vorrat mahlen, 3 x in der Woche geben.

Kokosraspeln 1 - 3 Teelöffel, 3 x in der Woche

Kokosöl ½ - 1 Teelöffel, 3 x in der Woche

Haferkleie / Weizenkleie 1 - 2 Teelöffel, 3 x in der Woche
Ballaststoffe mit vielen Nährstoffen und „putzt" den Darm.

im Handel erhältliche natürliche fertige Wurmkuren:
Pulver von **cd Vet** oder **Dr. Jutta Ziegler**
Wurmkur-Kapseln sind nicht zu empfehlen, wenn sie nicht zu 100% aus Zellulose bestehen.
Man kann Kapseln auch selbst befüllen.

Teil 11 a
Die homöopathische Wurmkur

Die Homöopathie tötet nicht die Würmer, sondern verändert das Darmmilieu so, dass die Würmer zum Abwandern gezwungen werden, sie können sich dann nicht mehr halten!

Calcium carbonicum C 200 bei allen Wurmarten	IMMER nach jeder Wurmkur eine Gabe zur Wurmprophylaxe 3 - 5 Globuli 1 - 2 x die Woche, 4 - 8 Wochen lang
Natrium sulfuricum D 12	Prophylaxe, alle 6 Monate 3 - 5 Globuli 2 x täglich 10 Tage
Natrium muriaticum D 30	Prophylaxe, 3 - 5 Globuli 2 x im Abstand von 2 Tagen, nach 4 Wochen wiederholen
Abrotanum D 1, D 2, D 3, D 4	Askariden -, Spul -, Fadenwürmer Kleintiere 3 x tägl. 3 Tropfen 1 - 3 Wochen große Hunde 3 x tägl. 10 Tropfen 2 - 3 Wochen Großtiere 3 x tägl. 10 - 20 Tropfen 2 - 3 Wochen
Abrotanum C 6, C 30	Askariden -, Spul -, Fadenwürmer 3 - 5 Globuli 2 x tägl. 5 Tage danach 1 x täglich 7 Tage
Cuprum oxydatum nigrum D 4	Spulwürmer 3 x tägl. 10 Tropfen, 2 - 3 Wochen lang
Cina C 200	alle Würmer einmalig 3 - 5 Globuli
Cina C 3, C 6, D 30	alle Würmer 3 - 5 Globuli 2 x tägl. 1 - 2 Wochen lang
Carduus marianus D 3	Hakenwürmer 3 - 5 Globuli 3 x tägl. 4 Wochen lang
Natrium muriaticum C 200 Calcium carbonicum C 200	Bandwürmer 3 - 5 Globuli 1 - 2 x die Woche, 4 - 8 Wochen lang
Gärtner Bach C 200	ständiger Wurmbefall 3 - 5 Globuli 3 x die Woche, 3 Wochen lang
Kamala D 6	Strongyliden
Chelone glabra D 1	Strongyliden, Ascariden -, Spul -, Fadenwürmer
Filix mas Urtinktur D 3, C 3	Bandwürmer
Granatum D 3, D 4	Bandwürmer
Santoninum C 6	Ascariden -, Spul -, Fadenwürmer
Chenopodium C 3	Ascariden -, Spul -, Fadenwürmer
Teucrium marum verum C 3, D 6, C 30	Ascariden -, Spul -, Fadenwürmer
Natrium phosphoricum D 6	Ascariden -, Spul -, Fadenwürmer
Satonin D 2, D 3	wenn Cina nicht hilft - Ascariden, Oxyuren, Bandwurm
Cicuta virosa D 30	bei Darmkrämpfen
Digitalis C 30, C 200	mit starkem Durchfall
Cuprum oxydatum nig. D 1, D 2	3 - 5 Globuli 2 x täglich 2 Wochen lang
Stannum D 3	3 - 5 Globuli 3 x täglich 1 - 2 Wochen lang
Allium sativum D 3	Madenwürmer

Teil 11 b
Die häufigsten Wurmarten

Spulwürmer	Ascariden	Pferde, Fohlen sind besonders gefährdet, bei Hund und Katze Toxocara, wandern von Darm in Leber und Lunge
Faden-, Hakenwürmer	Nematoden	Lungenschäden, Magen- Darmbeschwerden
Magendasseln	Oestridae	Pferde, heften sich an die Magenwand
Fuchsbandwurm	Echinococcus	siedelt sich in Leber und Lunge an
kleiner und großer Leberegel	Trematoda Saugwurmarten	befallen die Leber und Gallenblase von Pflanzenfressern
Palisadenwürmer, Blutwürmer	große Strongyliden	Pferde, sie wandern aus dem Darm in die Blutgefäßwände, Kolik, Schwäche, Diarrhö
Bandwürmer, Plattwürmer	Zestoden	Koliken, chronischer Durchfall und Gewichtsverlust
Madenwürmer, Aftermade, Pfriemenschwänze, Springwürmer	Oxyuren	Ansiedelung im Dickdarm, sie schädigen die Darmwand, legen die Eier im Anusbereich ab, Juckreiz und Scheuern am Anus
Zwergfadenwürmer, Trichinen	kleine Strongyliden	starke Schädigung der Darmwand, chronischer Durchfall und Gewichtsverlust

Teil 12
Die Notfallapotheke für Tiere

Bei allen Notfall - Symptomen im Vorfeld den Notfall Vorbereitungs Komplex Z einstreichen!

Der **Notfall Vorbereitungs Komplex Z** beinhaltet untenstehende acht Mittel:

Gesundheits Komplex Z
Rechtsdrehung D 1000, D unendlich
Regenerations Komplex Z
Schmerz Komplex Z
Umschreibungs Komplex Z
Verletzungs Komplex Z
Zuversichts Komplex Z
Psycho Komplex Z

Teil 12 a
Notfallapotheke, Inhaltsverzeichnis

Inhalt der Notfallapotheke, Indikationen

1. Notfall, **Notfall Vorbereitungs Komplex Z**
2. Schock, Trauma, Schreck
3. Augenverletzungen
4. Blutverlust
5. Desinfektion Wunden
6. Entzündungen
7. Erfrierungen
8. Fieber
9. Gehirnverletzungen, Gehirnerschütterung
10. Gelenkverletzung, Sehnen und Bänder
11. Impf - Nebenwirkungen, Impfschäden
12. Insektenstiche
13. Knochenverletzungen und Knochenbrüche
14. Koliken verschiedenster Art
15. Koliken beim Pferd verschiedenster Art
16. Kratz- und Bisswunden
17. Kreislaufkollaps
18. OP - Ausleitung
19. OP - Vorbereitung
20. OP - Vorbereitung MP1 Defekt
21. OP - Wunden
22. Quetschungen
23. Schmerzen
24. Schnittwunden
25. Sonnenstich
26. Stromschlag mit Herz- und Atemstillstand
27. Stromschlag ohne Herz- und Atemstillstand
28. Verbrennungen
29. Vergiftungen
30. Verletzungen der Nerven und des Gehirns
31. Verletzungen durch Schlag und Hieb, innere und äußere Blutungen
32. Verstauchungen, Verrenkungen, Zerrungen
33. Wirbelsäulenverletzungen
34. Zahnverletzung

Teil 12 b
Notfallapotheke mit empfohlenen Mitteln

	Symptom	Mittel
01.	Schreck, Angst, Verwirrung, Schock	**Notfall Vorbereitungs Komplex Z** Gesundheits Komplex Z Rechtsdrehung D 1000, D unendlich Regenerations Komplex Z Schmerz Komplex Z Umschreibungs Komplex Z Verletzungs Komplex Z Zuversichts Komplex Z Psycho Komplex Z
02.	Schock, Trauma, Schreck immer bei allen Symptomen einstreichen und evtl. eine EMDR - Sitzung durchführen.	Opium C 1000 Aconit D unendlich Psycho Komplex Z Trauma Komplex Z Stress Komplex Z
03.	Augenverletzungen	Symphytum D 12 Augen Komplex Z Verletzungs Komplex Z Aconit D 30 Arnica D 30 Calendula D 30 Euphrasia D 30 Hypericum D 200 Ledum D 1000 Ruta graveolens D 30
04.	Blutverlust	China D 30
05.	Desinfektion Wunden und Hautentzündungen allergisch, bakteriell, mykotisch, parasitär	Wasserstoffperoxid 3 % pur aufsprühen mit Calendulalösung 1 % auswaschen Kolloidales Silber 10 - 25 ppm pur aufsprühen Chlordioxid-Lösung 0,3% Mischung 50 - 60 % mit destilliertem Wasser Drachenblut unverdünnt auftragen mit Natronlösung auswaschen ½ Glas warmes Wasser mit 1 Messerspitze Natron zur optimalen Narbenbildung 50 - 70 % DMSO - Lösung, je nachdem, wo sich die Wunde befindet Narbenunterspritzung D 30 Entzündungs Komplex Z Eiter Komplex Z Verletzungs Komplex Z

	Symptom	Mittel
06.	Entzündungen	Eiter Komplex Z Entzündungs Komplex Z Immun Komplex Z
07.	Erfrierungen	Abrotanum D 30 Petroleum D 30
08.	Fieber	Fieber Komplex Z
09.	Gehirnverletzungen, Gehirnerschütterung	Helleborus D 30 Chakren Komplex Z Arnica D 30 Hypericum D 200
10.	Gelenkverletzung, Sehnen und Bänder	Muskel Komplex Z Verletzungs Komplex Z Gelenk Standard Z Schulter Komplex Z Ruta graveolens D 30
11.	Impf Nebenwirkungen, Impfschäden	**Pferde Impfstoff Komplex Z** Tetanus Impfstoff D 30 Influenza Impfstoff D 30 Herpes Impfstoff D 30 West Nil Virus Impfstoff D 30 Thuja D 200 **Hunde Impfstoff Komplex Z** Anaplasmose Impfstoff D 30 Babesiose Impfstoff D 30 Borreliose Impfstoff D 30 Ehrlichiose Impfstoff D 30 Hepatitis Impfstoff D 30 Leishmaniose Impfstoff D 30 Leptspirose Impfstoff D 30 Parovirus Impfstoff D 30 Staupe Impfstoff D 30 Tollwut Impfstoff D 30 Zwingerhusten Impfstoff D 30 Thuja D 200 **Katzen Impfstoff Komplex Z** Panleukopenie Impfstoff D 30 Rhinotracheitis Impfstoff D 30 Herpes Impfstoff D 30 Calici Virus Impfstoff D 30 Leukose Impfstoff D 30 Tollwut Impfstoff D 30 Feline infektiöse Peritonitis D 30 Thuja D 200

	Symptom	Mittel
11.	Impf Nebenwirkungen, Impfschäden	**Hühner Impfstoff Komplex Z** Hühnerschnupfen Impfstoff D 30 Atypische Geflügelpest Impfstoff D 30 Infektiöse Laryngotracheitis ILT Impfstoff D 30 Geflügellähme Impfstoff D 30 Coccidiose Impfstoff D 30 Infektiöse Bronchitis IB Impfstoff D 30 Thuja D 200 **Impf Rettungs (=Notfall) Komplex Z** Immun Komplex Z Thuja D 200 Alle Impfnosoden D 30 Virus Nosode D 30 Imipenem D 30
12.	Insektenstiche: mit dem jeweiligen Mittel Globuli / Tinktur in etwas Wasser lösen und die Stelle direkt betupfen evtl. mit 60% DMSO zusammen	Immun Komplex Z Allergie Komplex Z Haut Komplex Z Mücken Komplex Z Parasiten Komplex Z
	Bienen	Bienen Komplex Z Apis D 30
	Hornissen - und Wespenstich	Vespa crabro D 30
	Mückenstich	Allergie Komplex Z Staphisagria D 1000 Berberis D 30
	Flohstiche	Psorinum D 1000
	Zeckenbiss, Kopf steckengeblieben	Ledum D 1000 Silicea D 1000
	allergische Reaktionen	Allergie Komplex Z Acidum formicicum D 200
	heftige Reaktionen: Quaddelbildung, Juckreiz	Allergie Komplex Z Arsenicum album C 30
13.	Knochenverletzungen und Knochenbrüche	Arnica D 30 Heilweise der Aborigines D 30 Ruta graveolens D 30 Symphytum D 12
14.	Koliken verschiedenster Art	Darm Komplex Z Magen Komplex Z Verdauungs Komplex Z
15.	Koliken beim Pferd verschiedenster Art	siehe Kolik Tabelle in **Teil 4a**

	Symptom	Mittel
16.	Kratz- und Bisswunden	Verletzungs Komplex Z
		Arnica D 30
		Bellis perennis D 30
		Calendula D 30
		Echinacea D 30
		Lachesis D 30
		Ledum D 1000
		Pyrogenium D 200
17.	Kreislaufkollaps	Arnica D 30
		Camphora D 30
		Carbo vegetabilis D 30
		Tabacum D 30
		Veratrum album D 30
		Kardio Komplex Z
18.	OP - Ausleitung	Nux vomica D 30
19.	OP - Vorbereitung für alle Tiere Achtung! - Notfall Rescue Tropfen NIE vor OP - nur danach, weil Clematis wachhält, Rettungstropfen	Operations Vorbereitungs Komplex Z
		Arnica D 30
		Staphisagria D 1000
20.	OP - Vorbereitung für Hunde mit MDR 1 Defekt	Tieroperations Komplex Z
21.	OP - Wunden schlecht heilend	Verletzungs Komplex Z
		Staphisagria D 1000
		Silicea D 1000
		Graphites D 30
22.	Quetschungen	Verletzungs Komplex Z
		Hamamelis D 30
		Ruta graveolens D 30
		Arnica D 30
		Calendula-Salbe / -tinktur
23.	Schmerzen allgemein	Magnesium phosphoricum D 30
		Schmerz Komplex Z

	Symptom	Mittel
24.	Schnittwunden	Ledum D 1000 Verletzungs Komplex Z Staphisagria D 1000 Haut Komplex Z Muskel Komplex Z
25.	Sonnenstich Das Tier an einen kühlen Ort bringen und den Körper mit nassen Tüchern langsam kühlen.	Belladonna D 30 Fieber Komplex Z Aconit D 30 Hypericum D 200 Gelsemium D 30
26.	Stromschlag mit Herz- und Atemstillstand Wiederbelebung beginnen	Nux vomica D 30 Opium C 1000 Kardio Komplex Z
27.	Stromschlag ohne Herz - und Atemstillstand	Phosphorus D 1000
28.	Verbrennungen kein Eis und nicht kälter als mit 20°C kühlen!!! I° nur Hautrötung (vgl. Sonnenbrand) II° Brandblasen III° nekrotische Hautveränderungen ohne Schmerzen IV° Verkohlung tiefer gelegenem Gewebe wie Unterhautgewebe, Muskeln oder Knochen.	Aconit D 30 Cantharis D 30 für Verbrennung 2. und 3. Grades Arsenicum album D 30 für Verbrennung 3. Grades Urtica urens D 30 für Verbrennung 1. Grades Haut Komplex Z Apis D 30 Causticum D 30 Aristolochia D 30
29.	Vergiftungen Notruf: Berlin: 030 192 40 Bonn: 0228 192 40 Erfurt: 0361 730 730 Freiburg: 0761 192 40 Göttingen: 0551 192 40 Rheinl. Pfalz / Hessen: 06131 192 40 München: 089 192 40 Österreich: + 43 140 643 43 Schweiz / Zürich: + 41 442 515 151	Arsenicum album C 30 Crotalus horridus D 6, D 12, D 30 Nieren Komplex Z Nux vomica D 30 Lachesis D 30 Leber Komplex Z Okoubaka D 4 Pyrogenium D 200 Ausleitungs Komplex Z bei **ursprünglichem Rattengift:** Phosphorus D 1000, Lachesis D 30, Crataegus D 30, Veratrum album D 30, Cactus D 30 und Vitamin K Injektion

Achtung! Ein neuartiges Mäuse- und Rattengift ist auf dem Markt: Alpha-Chloralose. Ein Rodentizid sieht aus wie Milchpulver. Es ist auch in Form von Zuckerwatte, als Paste und als Kügelchen erhältlich.

Das Gift wirkt auf das **Zentralnervensystem**, die Tiere können ihre **Körpertemperatur nicht mehr regulieren** und können **erfrieren**, wenn sie nicht rechtzeitig behandelt werden. Das Rattengift enthält den Wirkstoff Chloralhydrat (Alpha-Chloralose), an welchem die Nagetiere durch Unterkühlung sterben. Das Gift wirkt wie ein Schlafmittel narkotisierend, verlangsamt den Stoffwechsel und führt – verbunden mit Absenkung der Körpertemperatur – zu einer Verlangsamung aller Körperfunktionen, zum Koma und anschließend zum Tod des Nagers. Es gibt kein spezifisches Gegengift und die Behandlung ist symptomatisch, die Therapie besteht aus Dekontamination und Linderung der Symptome.

Die ersten Symptome treten nach 30 Minuten bis zu 4 Stunden auf.
Depression, Schläfrigkeit, Narkose, Ataxie, evtl. auch Koma, das 24 - 48 Stunden dauern kann
- aber auch Erregung
- Untertemperatur
- Zittern, Krämpfe
- Hyperästhesie (vor allem bei der Katze)
- Speicheln (vor allem beim Hund)
- erschwerte Atmung wegen bronchialer Hypersekretion, verlangsamte Atmung, Atemstillstand
- evtl. enge Pupillen

Nachweisbar in Serum, Mageninhalt oder Futter mittels Gaschromatographie
Es sollte umgehend ein Arzt aufgesucht werden.

Je nach Schweregrad der Symptome müssen Kreislauf und Atmung stabilisiert werden.
Um noch vorhandenes Gift zu eliminieren kann Erbrechen ausgelöst werden oder eine Magenspülung erforderlich sein.

Ebenso wird Aktivkohle zur Bindung des Giftes im Verdauungstrakt eingesetzt.
Die Ausscheidung wird über harntreibende Medikamente forciert.
Die Körpertemperatur muss durch Wärme / Wärmflaschen von außen stabilisiert werden.
Ansonsten ist der Patient ruhig und dunkel unterzubringen.
Quelle: https://www.tierarzt-bergisch-gladbach.de/2020/02/17/neues-rattengift-alpha-chloralose/

Symptom	Mittel
30. Verletzungen der Nerven und des Gehirns	Helleborus D 30
	Verletzungs Komplex Z
	Hypericum D 200
	Arnica D 30
	Nerven Komplex Z
31. Verletzungen durch Schlag und Hieb, innere und äußere Blutungen	Symphytum D 12
	Verletzungs Komplex Z
	Arnica D 30
	Muskel Komplex Z
	Hypericum D 200
32. Verstauchungen, Verrenkungen, Zerrungen Muskeln, Bänder, Sehnen	Muskel Komplex Z
	Verletzungs Komplex Z
	Arnica D 30
	Bryonia D 30
	Gelenk Standard Z
	Muskel Komplex Z
	Rhus toxicodendron D 30
	Ruta graveolens D 30
33. Wirbelsäulenverletzungen und Wirbelsäulenstauchungen	Muskel Komplex Z
	Arnica D 30
	Hypericum D 200
	Ledum D 30
	Rücken Standard Z
34. Zahnverletzung	Verletzungs Komplex Z
	Kiefer Komplex Z
	Parodontose Komplex Z
	Arnica D 30
	Hypericum D 200

Teil 13
Zusammenfassung der allgemeinen Tier Komplexe Z, nur Mittel und Indikation

Mittel alphabetisch	Indikation
Ausgleichs Komplex Z	Überforderung, Unterforderung
CDL D 30	Infektion von Viren, Bakterien und Pilzen
Darmsanierungs Komplex Z	Koliken
Dreh Komplex Z	Therapieresistenz
Einschläferungs Komplex Z	Einschläferung
Emotionscode Komplex Z	Emotionscode nutzen
Euthanasie Komplex Z	Euthanasie, das Einschläfern
Farbtherapie Komplex Z	Farbtherapie bei Tieren
Frequenz Komplex Z	Strahlungsfelder
Futterumstellungs Komplex Z	Futterumstellung
Geopathischer Komplex Z	Geopathische Belastungen
Gesundheits Komplex Z	Gesundheits Prophylaxe
Halterwechsel Komplex Z	Halterwechsel
Hühner Impfstoff Komplex Z	Impfung bei Hühnern
Hunde Impfstoff Komplex Z	Impfung bei Hunden
Identitäts Komplex Z	Tieridentität geschwächt
Impf Rettungs Komplex Z	Impfverträglichkeit verbessern
Infektions Komplex Z	Schutz vor Infektionen
Jagdtriebreduktion D 30	Jagdtrieb vermindern
Kastrations Komplex Z	Chemische Kastration bei rolligen Rüden
Katzen Impfstoff Komplex Z	Impfung bei Katzen
Kreuzungs Komplex Z	Disharmonie durch unpassende Kreuzung
Läufigkeits Komplex Z	Läufigkeit
Magnetfeld Komplex Z	Magnetfeldmangelsyndrom
Misshandlungs Komplex Z	Misshandlung
Musiktherapie Komplex Z	Heilmusik, Musiktherapie
Notfall Vorbereitungs Komplex Z	Vorbereitung bei Notfällen
Operations Vorbereitungs Komplex Z	Vorbereitung bei Operationen
optimale Geräuschkulisse D 30	Schallempfindliche Tiere
Parasiten Komplex Z	Schutz vor Parasiten
Phantom Komplex Z	Rückgängigmachung von alten Verletzungen
Pferde Impfstoff Komplex Z	Impfung bei Pferden
Polio Nosode D 30	Zähne, Zahnerhalt
SHHK Komplex Z	Stirn - Hinterhaupt - Kontakt

Stallwechsel Komplex Z	Stallwechsel
Sterbebegleitungs Komplex Z	Sterbebegleitung
Strahlenschutz Komplex Z	LED - Leuchtbänder energetisch abschwächen
Surrogat Komplex Z	Krankheitsgewinn mindern
Therapie Komplex Z	Vorbereitung einer therapeutischen Sitzung
Tierarztbesuch Komplex Z	Tierarztbesuch
Tierharmonisierungs Komplex Z	Rudel- und Herden Verträglichkeit
Tieroperations Komplex Z	MDR1 – Gendefekt bei Hunden
Trauma Komplex Z	EMDR bei Tieren
Ursprungstrauma Komplex Z	Ursprungstrauma löschen

Zusammenfassung der allgemeinen Tier Komplexe Z, nur Indikation und Mittel

Indikation, alphabetisch	**Mittel**
Chemische Kastration bei rolligen Rüden	Kastrations Komplex Z
Disharmonie durch unpassende Kreuzung	Kreuzungs Komplex Z
Einschläferung	Einschläferungs Komplex Z
EMDR bei Tieren	Trauma Komplex Z
Emotionscode nutzen	Emotionscode Komplex Z
Euthanasie, das Einschläfern	Euthanasie Komplex Z
Farbtherapie bei Tieren	Farbtherapie Komplex Z
Futterumstellung	Futterumstellungs Komplex Z
Geopathische Belastungen	Geopathischer Komplex Z
Gesundheits Prophylaxe	Gesundheits Komplex Z
Halterwechsel	Halterwechsel Komplex Z
Impfung bei Hühnern	Hühner Impfstoff Komplex Z
Impfung bei Hunden	Hunde Impfstoff Komplex Z
Impfung bei Katzen	Katzen Impfstoff Komplex Z
Impfung bei Pferden	Pferde Impfstoff Komplex Z
Impfverträglichkeit verbessern	Impf Rettungs Komplex Z
Infektion von Viren, Bakterien und Pilzen	CDL D 30
Jagdtrieb vermindern	Jagdtriebreduktion D 30
Koliken	Darmsanierungs Komplex Z

Indikation, alphabetisch	Mittel
Krankheitsgewinn mindern	Surrogat Komplex Z
Läufigkeit	Läufigkeits Komplex Z
LED - Leuchtbänder energetisch abschwächen	Strahlenschutz Komplex Z
Magnetfeldmangelsyndrom	Magnetfeld Komplex Z
MDR1 – Gendefekt bei Hunden	Tieroperations Komplex Z
Misshandlung	Misshandlungs Komplex Z
Musiktherapie bei Tieren	Musiktherapie Komplex Z
Rudel- und Herden Verträglichkeit	Tierharmonisierungs Komplex Z
Rückgängigmachung von alten Verletzungen	Phantom Komplex Z
Schallempfindliche Tiere	optimale Geräuschkulisse D 30
Schutz vor Infektionen	Infektions Komplex Z
Schutz vor Parasiten	Parasiten Komplex Z
Stallwechsel	Stallwechsel Komplex Z
Sterbebegleitung	Sterbebegleitungs Komplex Z
Stirn - Hinterhaupt - Kontakt	SHHK Komplex Z
Strahlungsfelder	Frequenz Komplex Z
Therapieresistenz	Dreh Komplex Z
Tierarztbesuch	Tierarztbesuch Komplex Z
Tieridentität geschwächt	Identitäts Komplex Z
Überforderung, Unterforderung	Ausgleichs Komplex Z
Ursprungstrauma löschen	Ursprungstrauma Komplex Z
Vorbereitung bei Notfällen Notfall	Vorbereitungs Komplex Z
Vorbereitung bei Operationen	Operations Vorbereitungs Komplex Z
Vorbereitung einer therapeutischen Sitzung	Therapie Komplex Z
Zähne, Zahnerhalt	Polio Nosode D 30

Teil 14
Zusammenfassung aller speziellen Tier Komplexe Z mit Inhaltsstoffen

Inhaltsverzeichnis:

Spezielle Komplexe bei Krankheiten der Katze

Dermatomykose Komplex Z
Arsenicum album C 30
Cutis D 30
Mikrosporum Nosode D 30
Trichophytie Nosode D 30
Imipenem D 30
Psorinum D 30

Diabetes Komplex Z
Insulin Rezeptor D 30
Langerhans'sche Inseln D 30
optimale Stoffwechsellage D 1000
optimaler Insulinspiegel D 30
optimales Körpergewicht D 200

Endoparasiten Komplex Z
Bandwurm Nosode D 30
Spulwurm Nosode D 30
Parasiten Nosode D 30
Imipenem D 30
Crotalus horridus D 6, D 12, D 30
Okoubaka D 30
Immun Komplex Z

Eosinophiler Granulomatose Komplex Z
Parasiten Nosode D 30
Imipenem D 30
Allergie Komplex Z
Immun Komplex Z
Mucosa D 30
Eosinophilie D 30
Ulcusheilung D 30

Feliner Corona Komplex Z
Corona Virus Komplex Z
Leber Komplex Z
Lymph Komplex Z
Überlebenswille D 30

Feliner Nieren Komplex Z
Lespedeza D 30
Berberis D 30
Solidago D 30
Renes D 30

Feliner Parodontose Komplex Z
Parodontose Komplex Z
Gingiva D 30
gesunde Zähne D 30

Katzen Impfstoff Komplex Z
Panleukopenie Impfstoff D 30
Rhinotracheitis Impfstoff D 30
Herpes Impfstoff D 30
Calici Virus Impfstoff D 30
Leukose Impfstoff D 30
Tollwut Impfstoff D 30
Feline infektiöse Peritonitis D 30
Thuja D 200

Spezielle Komplexe bei Krankheiten der Katze

Leukose Impfstoff D 30
Tollwut Impfstoff D 30
Feline infektiöse Peritonitis D 30
Thuja D 200
Leukose Komplex Z
Virus Nosode D 30
Imipenem D 30
Lymph Komplex Z
Cortison D 30
Zytostatica D 30

Panleukopenie Komplex Z
Virus Nosode D 30
Imipenem D 30
Elektrolyt Gleichgewicht D 30
Okoubaka D 4
Leukozytenneubildung D 30

Rhinotracheitis Komplex Z
Virus Nosode D 30
Imipenem D 30
Kalium bichromicum D 30
Eiter Komplex Z
Entzündungs Komplex Z
Augen Komplex Z

Toxoplasmose Komplex Z
Toxoplasmose Nosode D 30
Imipenem D 30
Immun Komplex Z
Lymph Komplex Z
Leber Komplex Z
Embryonenschutz D 30
Cerebrum D 30
Scheitelchakra D 30
Kardio Komplex Z

Spezielle Komplexe bei Krankheiten der Hunde

Caniner Diabetes mellitus
Diabetes Komplex Z
Insulin Rezeptor D 30
Langerhans'sche Inseln D 30
optimale Stoffwechsellage D 1000
optimaler Insulinspiegel D 30
optimales Körpergewicht D 200

Caniner Durchfall Komplex Z
Virus Nosode D 30
Bakterien Nosode D 30
Parasiten Nosode D 30
Lamblien Nosode D 30
Imipenem D 30
Darm Komplex Z

Caniner Osteochondrose Komplex Z
Epiphysenstabilität D 30
stabiles Knochenwachstum D 30
Symphytum D 12

Caniner Tumor Komplex Z
Tumor Komplex Z
Conium D 30
Carcinosinum C 200

Hotspot Komplex Z
Haut Komplex Z
Sulfur D 30
Allergie Komplex Z
Entzündungs Komplex Z
Eiter Komplex Z
Imipenem D 30
alle Meridiane D 30

Hüftdysplasie Komplex Z
genetische Disposition D 30
Gelenk Standard Z
Muskel Komplex Z
Kongruenz von Hüftkopf und Pfanne D 30

Hunde Impfstoff Komplex Z
Anaplasmose Impfstoff D 30
Babesiose Impfstoff D 30
Borreliose Impfstoff D 30
Ehrlichiose Impfstoff D 30
Hepatitis Impfstoff D 30
Leishmaniose Impfstoff D 30
Leptspirose Impfstoff D 30
Parovirus Impfstoff D 30
Staupe Impfstoff D 30
Tollwut Impfstoff D 30
Zwingerhusten Impfstoff D 30
Thuja D 200

Indigestions Komplex Z
Futterentgiftung D 30
Okoubaka D 30
Arsenicum album C 30
Leber Komplex Z
Ausleitungs Komplex Z

Spezielle Komplexe bei Krankheiten der Pferde

Bronchitis Komplex Z
Husten Komplex Z
Virus Nosode D 30
Bakterien Nosode D 30
Imipenem D 30
Skorpion sc D 30
Pertussinum D 30
Thuja D 200
Immun Komplex Z

Equiner Cushing Komplex Z
Hypophyse D 12
Nebennierenregulation D 30
Entzündungs Komplex Z
hormonelles Gleichgewicht D 30

Equiner Sarkoid Komplex Z
Papilloma Virus Nosode D 30
Imipenem D 30
Cutis D 30
Sarkoid D 30
Conium D 30

Gallen Komplex Z
Synovia D 30
Gelenk Standard Z
Muskel Komplex Z
Rhus toxicodendron D 100 Mio.
Ruta D 30

Headshaking Komplex Z
Phosphorus D 1000
Kleinhirn D 30
Herpes Nosode D 30
Imipenem D 30
Nerven Komplex Z
Psycho Komplex Z

Hufrehe Komplex Z
Belladonna D 30
Arteriae D 30
Schmerz Komplex Z

Hufrollen Komplex Z
Conium D 30
Entzündungs Komplex Z
Calcium fluoratum D 30
Ruta D 30
Strahlbeinstabilität D 30
alle Meridiane D 30

Kolik Komplex Z
Parasiten Nosode D 30
Imipenem D 30
Crotalus horridus D 6, D 12, D 30
Stress Komplex Z
Calcium carbonicum D 30
Cuprum metallicum D 1000

Koppen Komplex Z
Calcium carbonicum D 30
Curare D 30
Psycho Komplex Z

Myoglobinurie Komplex Z
Muskel Komplex Z
optimaler Sauerstofftransport D 30
Natrium carbonicum D 30
Harnsäure D 200
Lactatabtransport D 30
Gelsemium D 30

Parakeratose Komplex Z
korrekte Hornbildung D 30
Bakterien Nosode D 30
Imipenem D 30
Entzündungs Komplex Z
Tuberculinum KOCH alt D 200
Lachesis D 30

Pferde Impfstoff Komplex Z
Tetanus Impfstoff D 30
Influenza Impfstoff D 30
Herpes Impfstoff D 30
West Nil Virus Impfstoff D 30
Thuja D 200

Schlundverstopfungs Komplex Z
Energiefeld D 30
korrekter Schluckakt D 30
korrekte Nahrungspassage D 30

Sommerekzem Komplex Z
Allergie Komplex Z
Immun Komplex Z
Dulcamara D 30
Lymph Komplex Z
Cutis D 30
Dolichos pruriens D 30
Entzündungs Komplex Z

Spat Komplex Z
Gelenkkorrektur D 30
Verletzungs Komplex Z
Calciumresorption D 30

Strahlfäule Komplex Z
Bakterien Nosode D 30
Pilz Nosode D 30
Imipenem D 30

Tierischer HPU Komplex Z
HPU Komplex Z
Stoffwechsel Komplex Z
Insulinrezeptoren D 30

Uveitis Komplex Z
Augen Komplex Z
Bakterien Nosode D 30
Imipenem D 30
Uvea D 30
Immun Komplex Z

Spezielle Komplexe bei Hühnererkrankungen

Aszites Komplex Z
Sepia D 30
Lymph Komplex Z
Entzündungs Komplex Z
Strophanthin D 30

Atypische Geflügelpest Komplex Z
Fieber Komplex Z
Arsenicum album C 30

Bronchitis Komplex Z
Husten Komplex Z
Virus Nosode D 30
Bakterien Nosode D 30
Imipenem D 30
Immun Komplex Z
Skorpion sc D 30
Pertussinum D 30
Thuja D 200

Brut Komplex Z
traditionelles Brutverhalten D 30
Instinktverhalten D 30

Bursitis Komplex Z
Bursa D 30
Immun Komplex Z
Lymph Komplex Z

Coli Bazillose Komplex Z
Bakterien Nosode D 30
Imipenem D 30
Entzündungs Komplex Z

Egg-Drop-Syndrom Komplex Z
Entzündungs Komplex Z
Eileiter D 30

Encephalomyelitis Komplex Z
Virus Nosode D 30
Imipenem D 30
Entzündungs Komplex Z
Eiter Komplex Z

Geflügelcholera Komplex Z
Bakterien Nosode D 30
Imipenem D 30
Kalium bichromicum D 30

Geflügellähme Komplex Z
Herpes Nosode D 30
Imipenem D 30
Causticum C 30
Polio Nosode D 30

Hühner Impfstoff Komplex Z
Hühnerschnupfen Impfstoff D 30
Atypische Geflügelpest - Impfstoff D 30
Infektiöse Laryngotracheitis ILT Impfstoff D 30
Geflügellähme Impfstoff D 30
Coccidiose Impfstoff D 30
Infektiöse Bronchitis IB Impfstoff D 30
Thuja D 200

Hühner Leukose Komplex Z
Virus Nosode D 30
Imipenem D 30
Arsenicum album C 30
Causticum C 30

Hühnerpocken Komplex Z
Virus Nosode D 30
Imipenem D 30
Haut Komplex Z
Entzündungs Komplex Z

Hühnerschnupfen Komplex Z
Bakterien Nosode D 30
Imipenem D 30
Mucosa D 30
Kalium bichromicum D 30

Kükenruhr Komplex Z
Salmonellen Nosode D 30
Imipenem D 30
Immun Komplex Z

Laryngotracheitis Komplex Z
Herpes Nosode D 30
Imipenem D 30
Husten Komplex Z

Legenot Komplex Z
optimale Beckenverhältnisse D 30
Legefähigkeit D 30
leichte Eiablage D 30

Listeriose Komplex Z
Listeriose Nosode D 30
Imipenem D 30
Cerebellum D 30
Causticum C 30

Mykoplasmose Komplex Z
Tuberculinum KOCH alt D 200
Imipenem D 30
Arsenicum album C 30

Osteopetrosis Komplex Z
Calcium fluoratum D 30
Hekla Lava D 30
optimale Ossifikation D 30

Parasiten Komplex Z
Parasiten Nosode D 30
Imipenem D 30
Psorinum D 30
Crotalus horridus D 6, D 12, D 30
Darm Komplex Z

Peritonitis Komplex Z
Entzündungs Komplex Z
Eiter Komplex Z
Lachesis D 30

Perosis Komplex Z
Magnesium carbonicum D 6
Cholin D 6
Gelenk Standard Z
Muskel Komplex Z
Gelenkstabilität D 30

Rotlauf Komplex Z
Bakterien Nosode D 30
Imipenem D 30
Immun Komplex Z
Cutis D 30
Entzündungs Komplex Z

Schimmelpilz Komplex Z
Schimmelpilz Nosode D 30
Imipenem D 30
Immun Komplex Z

Vogelgrippen Komplex Z
Virus Nosode D 30
Imipenem D 30
Arsenicum album C 30

Spezielle Komplexe bei Ziervögelerkrankungen

Aspergillose Komplex Z
Schimmelpilz Nosode D 30
Imipenem D 30
Immun Komplex Z
Pulmo D 30

Krallen Komplex Z
korrekte Krallen D 30
korrektes Wachstum D 30

Milben Komplex Z
Psorinum D 30, D 1000
Immun Komplex Z
Dolichos pruriens D 30

Pacheco Komplex Z
Virus Nosode D 30
Imipenem D 30
Arsenicum album C 30

Pilz Komplex Z
Pilz Nosode D 30
Imipenem D 30
Cutis D 30
Mucosa D 30
Immun Komplex Z

Polyoma Komplex Z
Virus Nosode D 30
Imipenem D 30
Leber Komplex Z
Lymph Komplex Z

Psittakose Komplex Z
Bakterien Nosode D 30
Virus Nosode D 30
Imipenem D 30
Immun Komplex Z
Arsenicum album C 30

Rupf Komplex Z
Verhaltensdestruktion D 30
Selbstschädigung D 30
Selbstfürsorge D 30
Trauma Komplex Z

Wurm Komplex Z
Crotalus horridus D 6, D 12, D 30
Imipenem D 30

Allgemeine Komplexe für viele Tiersituationen

Ausgleichs Komplex Z
optimale Bewegung D 30
optimale Ruhepausen D 30
optimale Übereinstimmung zwischen Tier und Tierhalter D 30

Bienen Komplex Z
Strahlenschutz Komplex Z
Immun Komplex Z
Milbenschutz D 30
Virenschutz D 30
optimale Resistenz D 30
Anpassungsfähigkeit D 30
gesundes Erbgut D 30
Caprylsäure D 30
Ameisensäure D 30
Bienenschutz D 30
Resistenz gegen Pflanzenschutzmittel D 30
Schutz Komplex Z
Aura Komplex Z
freundliche Bienen D 30
Herzenssonne D unendlich

CDL D 30

Darmsanierungs Komplex Z
optimale Darmflora D 30
Rechtsdrehung des Futters D 30
Lymph Komplex Z
Ausleitungs Komplex Z

Dreh Komplex Z
Rechtsdrehung D 1000
Wechseldrehung D 1000
molekulare Rechtsdrehung D 100.000

Einschläferungs Komplex Z
Natrium choratum D unendlich
Selbstwert Komplex Z
Vergebungs Komplex Z

Emotions Komplex Z
Auflösung aller USK D 30
Auflösung der Herzmauer D 30
Auflösung aller eingeschlossener Emotionen D 30

Euthanasie Komplex Z
Rechtsdrehung D 1000
sanftes Entschlafen D 30
Natrium chloratum D unendlich

Farbtherapie Komplex Z
Heilfarben D 30
Farbtherapie D 30

Frequenz Komplex Z
Strahlenschutz Komplex Z
Sonnneruptionen D 30
Sonnenwinde D 30
harmonisierende Magnetfelder D 30

Futterumstellungs Komplex Z
Futterumstellung D 30
Schimmelpilz Nosode D 30
Herbizid Nosode D 30
Pestizid Nosode D 30
Fungizid Nosode D 30
Parasiten Nosode D 30
Silage D 30
Imipenem D 30
Leber Komplex Z

Geopathischer Komplex Z
Schutz Komplex Z
Strahlenschutz Komplex Z
Stress Komplex Z
Geoengineering D 30

Halterwechsel Komplex Z
Akzeptanz des neuen Halters D 30
Stramonium D 100 Mio.
Trauer Komplex Z
Acidum nitricum D unendlich
Trauma Komplex Z
Natrium chloratum D unendlich
Haltungs Komplex Z
kleiner Bär sc D unendlich

Identitäts Komplex Z
Rosenthaleffekt D 30
Selbstsicherheits Komplex Z
Selbstwert Komplex Z

Impf Rettungs (=Notfall) Komplex Z
Immun Komplex Z
Thuja D 200
Alle Impfnosoden D 30
Virus Nosode D 30
Imipenem D 30

Infektions Komplex Z
Leishmaniose Nosode D 30
Ehrlichiose Nosode D 30
Babesiose Nosode D 30
Dirofilariose Nosode D 30
Leptospirose Nosode D 30
Staupe Nosode D 30
Tollwut Nosode D 30
Hepatitis A und B Nosode D 30
Borreliose Nosode D 30
Imipenem D 30

Jagdtriebreduktion D 30

Kastrations Komplex Z
Agnus castus D 30
Platinum metallicum D 30
Origanum D 30
Gelsemium D 30
Ustilago D 30
Hormon M Komplex Z

Kreuzungs Komplex Z
passende Kreuzung D 30
Harmonie verschiedener Gene D 30
gute Anpassung D 30

Läufigkeits Komplex Z
Aristolochia clematis D 30
Pulsatilla D 30
Apis mellifica D 30
Agnus castus D 30

Magnetfeld Komplex Z
optimiertes Magnetfeld D 30
optimale Magnetfeldstärke D 30
optimale Ausrichtung des Magnetfeldes D 30
optimale Zellenkommunikation D 30

Misshandlungs Komplex Z
Rollentausch D 30
fehlende Augenhöhe D 30
fehlender Respekt D 30
Übergriffigkeit D 30
Manipulation D 30
Ignatia D unendlich
Abgrenzung D 30

Musiktherapie Komplex Z
beruhigende Musik D 30
klassische Musik D 30

Notfall Vorbereitungs Komplex Z
Gesundheits Komplex Z
Rechtsdrehung D 1000, D unendlich
Regenerations Komplex Z
Schmerz Komplex Z
Umschreibungs Komplex Z
Verletzungs Komplex Z
Zuversichts Komplex Z
Psycho Komplex Z

Operations Vorbereitungs Komplex Z
Heilweise der Aborigines D 30
Regenerations Komplex Z
Staphisagria D 1000
Verletzungs Komplex Z
Verträglichkeits Komplex Z

optimale Geräuschkulisse D 30

Parasiten Komplex Z
Mücken Komplex Z
Zecken Komplex Z
Imipenem D 30

Phantom Komplex Z
Schmerz bei abgeheilter Verletzung D 30
Auflösung einer alten Zellspeicherung D 30
Trauma Komplex Z
Phantomschmerz D 30

SHHK Komplex Z
Auflegen beider Hände D 30
Zielsetzung beider Hände D 30
Stressauflösung D 30
Inneres Gleichgewicht D 30
Hirnhälftenverbindung D 30

Stallwechsel Komplex Z
Haltungs Komplex Z
Stramonium D 100 Mio.
Capsicum D 30
Futterwechsel Komplex Z
Psycho Komplex Z
Travel Komplex Z
Assimilation D 30

Sterbebegleitungs Komplex Z
Arsenicum album D 100 Mio.
Stramonium D 100 Mio.
Trauer Komplex Z
Haltungs Komplex Z
optimale Farbbegleitung D 30
hilfreich haltende Hand D 30
Ignatia D 1000
moderiertes Abschiedsgespräch D 30
Erlaubnis zu sterben D 30

Surrogat Komplex Z
Auflösung der Stellvertreter Situation D 30
Rollentausch D 30
Wille zur Genesung D 30

Therapie Komplex Z
Lern Komplex Z
Objektivität D 30
gegenseitige Augenhöhe D 30
offenes Vertrauen D 30
lösungsorientiertes Vorgehen D 30

Tierharmonisierungs Komplex Z
Verträglichkeit verschiedener Tiere untereinander D 30
Kompatibilität der Energiefelder D 30
Ausgleich unterschiedlicher Interessen D 30
Ausgleich von Neid, Eifersucht und Konkurrenzdenken D 30

Tierarztbesuch Komplex Z
Stress Komplex Z
Angst Komplex Z
Silicea D 1000
Platinum metallicum D 1000
Narkose Ausleitungs Komplex Z (= Lymph Komplex Z)
Sepia D 1000

Tieroperations Komplex Z
funktionierende Hirnschranke D 30
optimales Entgiftungssystem D 30
virtuelles MDR 1 Gen D 30
Ketaminverträglichkeit D 30

Ursprungstrauma Komplex Z
Trauma Komplex Z
Zeugung D 100 Mio.
Horoskopverschiebung D 30

Allgemeine Komplexe für viele Tiersituationen

1. Ausgleichs Komplex Z
2. Bienen Komplex Z
3. CDL D 30
4. Darmsanierungs Komplex Z
5. Dreh Komplex Z
6. Einschläferungs Komplex Z
7. Emotions Komplex Z
8. Euthanasie Komplex Z
9. Farbtherapie Komplex Z
10. Frequenz Komplex Z
11. Futterumstellungs Komplex Z
12. Geopathischer Komplex Z
13. Halterwechsel Komplex Z
14. Identitäts Komplex Z
15. Impf Rettungs (=Notfall) Komplex Z
16. Infektions Komplex Z
17. Jagdtriebreduktion D 30
18. Kastrations Komplex Z
19. Kreuzungs Komplex Z
20. Läufigkeits Komplex Z
21. Magnetfeld Komplex Z
22. Misshandlungs Komplex Z
23. Musiktherapie Komplex Z
24. Notfall Vorbereitungs Komplex Z
25. Operations Vorbereitungs Komplex Z
26. optimale Geräuschkulisse D 30
27. Parasiten Komplex Z
28. Phantom Komplex Z
29. SHHK Komplex Z
30. Stallwechsel Komplex Z
31. Sterbebegleitungs Komplex Z
32. Surrogat Komplex Z
33. Therapie Komplex Z
34. Tierharmonisierungs Komplex Z
35. Tierarztbesuch Komplex Z
36. Tieroperations Komplex Z
37. Ursprungstrauma Komplex Z

Spezielle Komplexe bei Krankheiten der Katzen

1. Dermatomykose Komplex Z
2. Diabetes Komplex Z
3. Endoparasiten Komplex Z
4. Eosinophiler Granulomatose Komplex Z
5. Feliner Corona Komplex Z
6. Feliner Nieren Komplex Z
7. Feliner Parodontose Komplex Z
8. Katzen Impfstoff Komplex Z
9. Leukose Komplex Z
10. Panleukopenie Komplex Z
11. Rhinotracheitis Komplex Z
12. Toxoplasmose Komplex Z

Spezielle Komplexe bei Krankheiten der Hunde

1. Caniner Durchfall Komplex Z
2. Caniner Osteochondrose Komplex Z
3. Caniner Tumor Komplex Z
4. Diabetes Komplex Z
5. Hotspot Komplex Z
6. Hüftdysplasie Komplex Z
7. Hunde Impfstoff Komplex Z
8. Indigestions Komplex Z

Spezielle Komplexe bei Krankheiten der Pferde

1. Bronchitis Komplex Z
2. Equiner Cushing Komplex Z
3. Equiner Sarkoid Komplex Z
4. Gallen Komplex Z
5. Headshaking Komplex Z
6. Hufrehe Komplex Z
7. Hufrollen Komplex Z
8. Kolik Komplex Z
9. Koppen Komplex Z
10. Myoglobinurie Komplex Z
11. Parakeratose Komplex Z
12. Pferde Impfstoff Komplex Z
13. Schlundverstopfungs Komplex Z
14. Sommerekzem Komplex Z
15. Spat Komplex Z
16. Strahlfäule Komplex Z
17. Tierischer HPU Komplex Z
18. Uveitis Komplex Z

Spezielle Komplexe bei Hühnererkrankungen

1. Aszites Komplex Z
2. Atypische Geflügelpest Komplex Z
3. Bronchitis Komplex Z
4. Brut Komplex Z
5. Bursitis Komplex Z
6. Coli Bazillose Komplex Z
7. Egg-Drop-Syndrom Komplex Z
8. Encephalomyelitis Komplex Z
9. Geflügelcholera Komplex Z
10. Geflügellähme Komplex Z
11. Hühner Impfstoff Komplex Z
12. Hühner Leukose Komplex Z
13. Hühnerpocken Komplex Z
14. Hühnerschnupfen Komplex Z
15. Kükenruhr Komplex Z
16. Laryngotracheitis Komplex Z
17. Legenot Komplex Z
18. Listeriose Komplex Z
19. Mykoplasmose Komplex Z
20. Osteopetrosis Komplex Z
21. Parasiten Komplex Z
22. Peritonitis Komplex Z
23. Perosis Komplex Z
24. Rotlauf Komplex Z
25. Schimmelpilz Komplex Z
26. Vogelgrippen Komplex Z

Spezielle Komplexe bei Ziervögelererkrankungen

1. Aspergillose Komplex Z
2. Krallen Komplex Z
3. Milben Komplex Z
4. Pacheco Komplex Z
5. Pilz Komplex Z
6. Polyoma Komplex Z
7. Psittakose Komplex Z
8. Rupf Komplex Z
9. Wurm Komplex Z

Teil 15
Der Stirnstrich beim Tier

Man streicht mit dem Daumen auf der Stirnmitte des Tieres ab Augenhöhe von unten nach oben und sagt *„Augen auf“*, ein zweites Mal von unten nach oben streichen und sagt *„Augen zu“*.
Das Tier wird dem nicht folgen, es reicht aber aus, wenn dieses Kommando ausgesprochen wird.
Dazu sagt man jeweils einmal die Summenformel:
„Alle Mittel, die ich gerade gefunden habe, gehen in der optimalen Dosierung hinein“.
Damit meint man alle Mittel, die man in der nächsten Zeit einstreichen möchte.

Dann kommen die üblichen Formulierungen entweder für Einzelgaben oder für mehrere Gaben.
Zum Beispiel:
„Arsenicum album D 100 Mio. geht in der optimalen Dosierung hinein“.
Mit Dosierung ist Dosierung und Potenz gemeint.

Den Stirnstrich mittels Surrogats anwenden:
Bei Tieren, die den Stirnstrich direkt nicht zulassen, nicht berührt werden können oder wollen oder nicht lange stillhalten, gibt es mehrere Möglichkeiten den Stirnstrich anzuwenden:

- Eine Surrogatperson berührt das Tier und der Therapeut wendet den Stirnstrich bei ihr an.
- Gibt es keine Möglichkeit das Tier zu berühren, dann hält die Surrogatperson ein Surrogat von dem Tier in der Hand - eine Feder, ein Teil vom Fell, ein Foto etc.
- Der Tierhalter / Therapeut stellt sich vor dem Tier hin und wendet den Stirnstrich bei sich selbst an mit der Absicht:
  „Ich praktiziere den Stirnstrich bei mir anstelle von ... (Name des Tieres).“
- Bei einer Fernanwendung verbindet sich der Tierhalter / Therapeut mit dem Tier mittels eines Surrogats von dem Tier - eine Feder, Fell. Foto etc. und wendet den Stirnstrich bei sich selbst an mit der Absicht:
  „Ich praktiziere den Stirnstrich bei mir anstelle von ... (Name des Tieres).“
- Der Stirnstrich kann auch in Gedanken, also in der Vorstellung geschehen.

Zusätzliche Möglichkeiten, Frequenzen zu applizieren:
Der Stirnstrich kann an einem Tier-Akupunkturmodell oder Stofftier, auf einem gemalten Tierkopf oder auf dem Foto mit dem Tierkopf, vorgenommen werden.

Das Mittel:
- per Alphatechnik, also mental applizieren.
- über ein Foto oder den Namen einpendeln.
- auf ein Zettel schreiben und unter Futter, Wasserschale oder Schlafplatz legen.
- auf ein Leukoplast Pflaster schreiben und auf das Fell kleben
- per Radionik (mit Bioresonanz) übertragen.

Der Stirnstrich, wenn mehrere Mittel direkt hintereinander gegeben werden:
Augen öffnen:
„Alle gerade für .... getesteten Mittel gehen in der optimalen Dosierung hinein."
Augen schließen:
„Alle gerade für .... getesteten Mittel gehen in der optimalen Dosierung hinein."
Dann nur noch mit geschlossenen Augen:
.... *(1. Mittel) geht in der optimalen Dosierung hinein."*
.... *(2. Mittel) geht in der optimalen Dosierung hinein."*
.... *(3. Mittel) geht in der optimalen Dosierung hinein."*
Bis alle Mittel eingestrichen sind.

Zur Intensivierung der Entspannung kann man danach dreimal sagen:
„Es gibt Nichts zu tun, alles geht von selbst!"

Das Mittel wieder ausstreichen:
Wenn man ein Mittel wieder aus dem System entfernen möchte, weil es zum Beispiel eine zu starke Erstreaktion ausgelöst hat, kann man dieses wieder herausstreichen. Man streicht dabei vom Haaransatz runter zur Nasenwurzel, also umgekehrt:
Augen öffnen:
„.... (Mittel) geht in der optimalen Dosierung hinaus."
Augen schließen:
„.... (Mittel) geht in der optimalen Dosierung hinaus."

Teil 16
Arbeitsblatt für die Durchführung einer systematischen kinesiologischen Testung

Allgemeine Vorbemerkung

Es ist von Vorteil, ein Testverfahren zu erlernen, sei es der Muskeltest in den verschiedensten Varianten oder auch der Umgang mit dem Tensor oder dem Pendel. Viele Tiere verstecken ihre Symptome bis zu einem gewissen Grad sehr geschickt und manchmal richtig meisterhaft. Grund ist der Instinkt, dass ein Zeigen von Schwäche in der Natur Gefahr und Tod bedeuten kann, sowie Ausschluss aus der Herde. Aber jeder Tierhalter bemerkt jede noch so kleine Veränderung an seinem Tier, sei es im Verhalten oder am Körper, und man sollte dann genauer hinschauen.

Einerseits kann mit dem Testablauf aus dem Buch „Systematik der Homöo- Kinesiologie" gearbeitet werden, anderseits können aber auch Testlisten für Organe, Körpersysteme, psychische Themen und das „Repertorium der Homöo-Kinesiologie" sehr hilfreich sein, um durchzutesten, in welchem Bereich eine Negativanzeige eine Disharmonie des Tieres aufdeckt, um hier dann zu handeln, bevor Größeres daraus wird.

Sehr empfehlenswert für Tierhalter ist, sich selbst z.B. den **Stress Komplex Z** regelmäßig einzustreichen, da Tiere auf den Stress ihres Halters immer sofort physisch und psychisch reagieren.

Die enge Wechselbeziehung zwischen dem Menschen und seinem Tier wird oft unterschätzt. Es ist zu beobachten, dass die Tiere mitleiden, wenn es dem Menschen durch Kummer, Sorgen, Stress oder Krankheit schlecht geht, selbst, wenn der Mensch seine Probleme verdrängt, unterdrückt oder nicht wahrhaben will. Sie reagieren sehr sensibel auf dessen Verhalten und nehmen kleinste Gefühls- und Stimmungsschwankungen wahr. Die Tiere treten mit den menschlichen ungelösten seelischen Konflikten in Resonanz und reagieren somit entsprechend - einmal genauso oder einmal ausgleichend, also einmal im Plus und einmal im Minus.

Ähnlich wie bei Kindern teilen sich die Tiere dann über auffällige Verhaltensweisen und körperliche oder psychische Störungen, Ängste oder Aggressionen mit. Man muss also die Sprache der Tiere übersetzen, d.h. dass die Tiere das Verhalten und die Gefühle des Tierhalters nicht unbedingt widerspiegeln, sondern mit ihnen in Resonanz treten und somit dementsprechend oder ergänzend reagieren. Tiere versuchen das, was bei ihnen ankommt und von ihnen wahrgenommen wird zu kompensieren, um es aushalten zu können. Eine Erklärung hierfür finden wir in der Quantenphysik, wo es heißt, dass alles Energie bzw. Information ist. Information ist codierte Energie.

Hier kann eine Sitzung mit dem Tierhalter oft der erste Schritt sein. Veränderungen bei dem Tierhalter zeigen oft auch eine Veränderung bei dem Tier. Dieser Ansatz findet in der Familientherapie mit Kindern schon lange Anwendung.
Das Tier ist ein Mitglied des Familiensystems und somit können bei der Arbeit mit dem Tier zugleich Impulse im Familiensystem gesetzt werden.
Die Arbeit am Tierhalter (oder einem angezeigten Familienmitglied) wirkt ebenso auf das ganze System. Beim Familienstellen ist bekannt, dass Tiere versuchen, für ihren Halter oder für andere Familienmitglieder etwas zu tragen oder ihnen etwas abzunehmen, wenn diese ihre Themen nicht verarbeiten können.

Natürlich liegt die "Problem-Ursache" nicht immer beim Tierhalter, denn auch Ereignisse wie:
- Besitzerwechsel
- Fehlernährung / Futterunverträglichkeiten
- Tierheimaufenthalte
- die zu frühe Trennung vom Muttertier
- Schock oder Trauma durch Unfall, Verletzungen, Misshandlungen, Quälerei
- negative Erlebnisse im Alltag ... etc.

hinterlassen seelische Spuren beim Tier und können sich ebenfalls in Verhaltensstörungen und Krankheiten ausdrücken.

Krankhafte Erscheinungen können auch durch eine Fehl- und Mangelernährung, Impfungen und chemische Parasitenmittel und Wurmkuren hervorgerufen werden.

Viele verschiedene Themen sind in diesem Buch in Teil 9 mit neuen Komplexmitteln aufgelistet, z.B. ein Hundethema, wenn der Hund ein Kindersatz bzw. Partnerersatz ist, welches oft selbst nicht erkannt wird bzw. nicht wahrgenommen werden will.
Durch das „Nicht-Hund-sein-dürfen“ bzw. das Vermenschlichen fehlen dem Hund feste Strukturen in allen Bereichen jeglicher Art, wonach er sich richten kann, um ein ausgeglichenes Hundeleben führen zu können.

Parallel zur Kinesiologie sollten Verhaltensstörungen beim Hund immer auch mit der Unterstützung eines kompetenten Hundetrainers zusätzlich angeschaut und bearbeitet werden.

Themen finden aber nicht nur zwischen Menschen und Tieren statt, sondern auch zwischen Tieren untereinander in einer Herde, im Rudel, im Stall, im Haushalt etc.
Oft ist es wichtig auszutesten, mit wem begonnen werden sollte zu arbeiten, da hiermit oft die Ursprungsursache aufgezeigt wird und alle anderen Themen und Symptome sich nur darauf aufgebaut haben bzw. hierdurch entstanden sind.
Eine wichtige Frage an das Tier besteht darin zu klären, ob zunächst mit dem Tierhalter, dem Tier selbst oder einem anderen Mitglied der Familie mit der Therapie begonnen werden sollte.
Testungen bzgl. an wem gearbeitet werden soll: (wem gehört das Thema ?)
- nur mit dem Tier
- nur mit dem Halter
- mit Tier und Halter oder auch gleichzeitig als Paartherapie / Gruppentherapie
- erst mit dem Tier arbeiten, später mit dem Halter - diesen Zeitpunkt austesten
- erst mit dem Halter arbeiten, später mit dem Tier - diesen Zeitpunkt austesten

Jedoch sollte in jeder Tiersitzung zu Beginn immer die Ernährung ausgetestet und bei einer Negativanzeige sofort umgestellt werden, sowie auch Impfungen, chemischen Wurmkuren und Parasitenschutzmittel ausgeleitet werden - alles parallel begleitet mit einer wochen- oder monatelangen Darmsanierung.
Aus Erfahrung hat sich gezeigt, dass sich hiermit oft eine hohe Prozentzahl von Symptomen im physischen und psychischen Bereich auflösen.

Vorbereitung vor dem systemischen Test

Für die Arbeit mit Tieren wird zu Beginn in der Vorbereitung vor dem systemischen Test immer das Futter überprüft und bei negativer Testanzeige sollte es somit auch sofort umgestellt werden - nachdem die passende Futterart ermittelt wurde. Hier sind häufig Unverträglichkeiten zu erwarten.

Mit der Futterumstellung beginnt dann auch oft sofort ein Entgiftungsprozess mit individuellen Erscheinungen, dessen man sich bewusst sein sollte, wie z.B. Durchfall, Hautsymptome, übler Geruch aus Fell, Mund, Ohren oder Müdigkeit, was zunächst wie eine neue Krankheit aussehen kann.

Dieses ergibt sich oft, wenn ein Industriefutter abgesetzt wird. Hier ist Geduld und Vertrauen angesagt, mit dem Wissen, dass ein Heilungsprozess gestartet ist. Es muss immer auf ausreichende Wasserversorgung geachtet werden. Auch chemische Anwendungen wie Wurmkur, Parasitenmittel und Impfungen werden in der Testreihe überprüft und mit den passenden Komplexmitteln ausgeleitet. Sinnvollerweise würde man dann in Zukunft auf die unverträglichen Produkte verzichten.

Bei den Ausleitungen ist es immer wichtig, die Zeiten genau auszutesten, damit der Tierkörper nicht überlastet wird, da vor allem die Leber, die Nieren und die Haut jetzt gefordert sind. Der Test wird die genaue Vorgehensweise, Reihenfolge, Zeiten und Dauer anzeigen.

Sollte in den Vortests des Tieres anzeigen, dass zuerst mit dem Tierhalter oder einer anderen Person FÜR das Tier gearbeitet werden sollte, dann bitte die dafür vorgesehene Testreihe für Menschen hernehmen, diese ist auf die Arbeit mit Menschen abgestimmt und befindet sich hinter der Testreihe für Tiere.

Alle Stichworte werden hintereinander getestet. Bei schwachem Arm oder einer Negativanzeige mit dem Tensor prüft man die Mittel, die in den Tabellen vorgeschlagen werden. Für jedes angezeigte Mittel wird die Dosierung und Dauer der Anwendung ausgetestet für einen optimalen Therapieplan.
Bei allen Unsicherheiten bezüglich Symptome bitte immer einen Tierarzt oder Tierheilpraktiker hinzuziehen.

Für ein optimales Therapieergebnis zuvor einstreichen:
Therapie Komplex Z, Aurainterferenz D 100 Mio (Schutz), Goldes Ei D 30 (stabilisiert)

Vortests am Tier:
Futter: Zeigt das jetzige Futter negativ an, dann optimales Futter genau ermitteln und sofort umstellen, auch die Gaben, Menge und evtl. Urzeiten am Tag und dessen Dauer austesten.
Auch natürliches gesundes Futter kann negativ anzeigen, dann die einzelnen Zusätze auf Negativanzeigen überprüfen. Heu kann Schimmel oder Giftpflanzen enthalten, sowie Fleisch viele Masttiermedikamente, Obst & Gemüse Sprühgifte, Wasser ist evtl. unrein ... etc.
Möglichkeiten der Fütterungsart für Hunde:
- Vegetarisch
- Vegan (bzgl. Eiweißallergie)
- BARF - Biologische Artgerechte Rohe Fütterung
- RMF - Rotational Mono Feeding - nach Nora Lenz
zur Unterstützung den **Futterumstellungs Komplex Z**

Heilungsbereitschaft: (evtl. erst das Tier fragen, dann den Körper des Tieres fragen bzgl. Ambivalenz)
- Ich will gesund sein
- Ich will krank sein

Lebenswillen: (evtl. erst das Tier mit Namen fragen, dann den Köper des Tieres fragen bzgl. Ambivalenz)
- Ich will leben
- Ich will sterben

Regulationsfähigkeit:
Liegt eine offene Regulation vor bzw. reagiert der Körper auf (Heilungs-) Reize oder ist er blockiert? Ist er blockiert, spezifische Mittel austesten und einstreichen.
Zur Lösung der Blockade eignet sich auch das Mittel **Blockade D 30.**
Zur Öffnung eignet sich auch **Rechtsdrehung D 1000** oder **Dreh Komplex Z**

Sitzung: Wem gehört das Thema? Mit wem zuerst arbeiten?
Halter / Familienmitglied / andere Bezugsperson / anderes Tier ...
- nur mit dem Tier
- nur mit dem Halter
- mit Tier und Halter o.a. gleichzeitig als Paartherapie / Gruppentherapie / Rudeltherapie
- erst mit dem Tier arbeiten, später mit dem Halter o.a. - diesen Zeitpunkt austesten
- erst mit dem Halter o.a., später mit dem Tier arbeiten - diesen Zeitpunkt austesten

Bereitwilligkeit:
Ist das Tier bereit, an sich arbeiten zu lassen und gesund zu werden oder gibt es Widerstände gegen eine Behandlung? Mittel zur Aufhebung austesten.
Bei Widerständen kann man das Mittel **Heilungsbereitschaft D 30** geben.

Testreihe zum Auffinden von Krankheitsursachen beim Tier

Alle Stichworte werden hintereinander getestet. Bei einem schwachen Arm oder einer Negativanzeige mit dem Tensor prüft man die Mittel, die in den Tabellen vorgeschlagen werden.

1. Struktur

Narben, neuraltherapeutisches Störfeld	Bergkristall D 100 Mio.
	Narbenunterspritzung D 30
Zähne, Zahnstörfeld	Gingiva D 30
	Kieferostitis D 30
	Kiefer Komplex Z
	Polio Nosode D 30
	Rosenquarz D 1000
	Zahnschmerz Komplex Z
Lymphgefäße, Lymphstau	Lymphdrainage D 30
	Lymph Komplex Z
	Lymphwege D 30
	Ultima Ratio D 30
Knochen, Gelenke, Bänder, Faszien, Muskeln, Sehnen	Atlas Komplex Z
	Beweglichkeits Komplex Z
	Gelenk Standard Z
	Muskel Komplex Z
	Reflex Komplex Z
	Rücken Standard Z
	Schmerz Komplex Z
	Schulter Komplex Z
	Skoliose Komplex Z
	Verletzungs Komplex Z

2. Psyche, kommt Psyche mit schwachem Arm, testen wir **Psycho Komplex Z**,
Erste Testung: Testung nach weiteren passenden Mitteln

Angst Komplex Z	Psycho Komplex Z
Dreh Komplex Z	Selbstfürsorge Komplex Z
Emotions Komplex Z	Selbstsicherheit Komplex Z
Farbtherapie Komplex Z	Selbstwert Komplex Z
Friedens Komplex Z	SHHK Komplex Z
Halterwechsel Komplex Z	Stress Komplex Z
Haltungs Komplex Z	Tierarztbesuch Komplex Z
Harmonie Komplex Z	Tierharmonisierungs Komplex Z
Identitäts Komplex Z	Toleranz Komplex Z
Kraft Komplex Z	Trauer Komplex Z
Missbrauch Komplex Z	Trauma Komplex Z
Misshandlungs Komplex Z	Umschreibungs Komplex Z
Mittigkeits Komplex Z	Ursprungs Trauma Komplex Z
Motivations Komplex Z	Vergebungs Komplex Z
Musiktherapie Komplex Z	Vorbereitungs Komplex Z
Neukonditionierungs Komplex Z	Zuversichts Komplex Z

Zweite Testung: Testung nach passenden Gefühlen
Inhaltsstoffe von **Psycho Komplex Z** und weitere Mittel:

Acidum nitricum D 1000, ablehnende Haltung
Acidum phosphoricum D 1000, verlängerte engagierte Verliebtheit bei beendeter Beziehung
Argentum nitricum D 1000, Lampenfieber, Angst es könnte was passieren
Arsenicum album D 100 Mio., Angst
Caladium D 100 Mio., Ohnmacht, Hilflosigkeit
Capsicum D 30, Heimweh
Cerebrum D 30, Stärkung des Großhirns
Chamomilla D 1000, D unendlich, Zorn
Cicuta virosa D 1000, Hass
Cimicifuga D 30, Depression, negatives Weltbild
Colocynthis D 1000, Wut
EMDR D 1000, Enttraumatisierung
Familienaufstellung D 1000, familiärer Kontext
Hyoscyamus D 30, physische / verbale Gewalt
Ignatia D 1000, Kränkung, Liebeskummer
Kalium phosphoricum D unendlich, tiefsitzende Ängste

kleiner Bär sc D unendlich, tiefe Depression
Limbisches System D 30, Enttraumatisierung
Lycopodium D 1000, Wut
Mandelkern D 30, Enttraumatisierung
Medulla ossis D 30, Vitalitätsverlust
Natrium chloratum D 100 Mio., Trauer, Verlust, Schuldgefühle
Nux vomica D 30, Wut
Opium C 1000, Folgen von Schock
Palladium D 100 Mio., Gefühl allein zu sein
Rubin D 1000, gebrochenes Herz
Scheitelchakra D 30, Energetisierung des Kopfes
Seelenanteile D 30, Realisierung von Fähigkeiten
Staphisagria D 1000, schwere Kränkung, Demütigung
Stramonium D 30, physische / verbale Gewalt
Tuberculinum Koch alt D 200, Scham
Türkis D 100 Mio., Folgen von Schock
Yucca D 1000, Vitalitätsverlust

3. Organbezug, immer die Meridiane in D 30 testen

Organpräparate z.B. gesunde Leber alle in D 30 - außer Hypophyse in D12
alle Meridiane D 30 oder einzelne spezifische Meridiane potenzieren

Augen Komplex Z	Lymph Komplex Z
Blasen Komplex Z	Magen Komplex Z
Blutbildungs Komplex Z	Muskel Komplex Z
Darm Komplex Z	Nasennebenhöhlen Komplex Z
Fuß Komplex Z	Nervenkomplex Z
Gedächtnis Komplex Z	Neuro Komplex Z
Gelenk Standard Z	Nieren Komplex Z
Haar Komplex Z	Pankreas Komplex Z
Haut Komplex Z	Rücken Standard Z
Hormon Komplex Z	Schilddrüsen Komplex Z
Kardio Komplex Z	Stoffwechsel Komplex Z
Kiefer Komplex Z	Uro Komplex Z
Kreislauf Komplex Z	Vagus Komplex Z
Leber Komplex Z	Venen Komplex Z

4. Mikroorganismen

Crotalus horridus D 6, D 12, D 30	als Breitbandantibiotikum, Fungizid, Virostatikum, Parasitenmittel bei Protozoen, Toxoplasmose, Lambliasis
Jaspis D 100 Mio.	
Imipenem D 30	
Bakterien Nosode D 30	evtl. jeweiligen Name einsetzen
Chloramphenicol D 1000	Herd im Knochenmark
CDL D 30, Chlordioxid Lösung	
Darmsanierungs Komplex Z	
Endoparasiten Komplex Z	
Immun Komplex Z	
Infektions Komplex Z	
Mykoplasmose Komplex Z	
Parasiten Komplex Z	
Parasiten Nosode D 30	evtl. jeweiligen Name einsetzen
Pilz Komplex Z	
Pilz Nosode D 30	evtl. jeweiligen Name einsetzen
potenziertes allopathisches Antibiotikum	Markennamen potenzieren
Toxoplasmose Nosode D 30	zusammen mit Imipenem D 30 bei Polyarthritis
Toxoplasmose Komplex Z	
Virus Nosode D 30	evtl. jeweiligen Name einsetzen
Wurm Komplex Z	

5. Vitamine

Dekristol D 30	Vitamin D Mangel
Intrinsic Faktor D 30	Vitamin B 12 Mangel, ermöglicht Resorption des großen Vitamin B 12 Moleküls durch die Darmschleimhaut
Retinol D 30	Vitamin A Mangel, Augenerkrankungen
Renes D 30, gesunde Nieren	bei Vitamin C Mangel, evtl. Verlust durch die Nieren
Solidago D 30	
Vitamin D Komplex Z	Vitamin D Aufbau
Vitamin Komplex Z	alle Vitamine, Kräuter und Spurenelemente

6. Spurenelemente

Blutbildungs Komplex Z	Bei Selen- oder Zinkmangel wird empfohlen, diesen durch regelmäßige Einnahme auszugleichen.
Selenium D 30	
Zincum metallicum D 30	

7. Schwermetalle

Alumina D 30	Aluminium
Arsenicum album D 30	Arsen
Ausleitungs Komplex Z	
Entgiftungs Komplex Z	
Lymph Komplex Z	Cadmium
Ultima Ratio D 30	
Mercurius solubilis D 30	Quecksilber
DMPS D 30	
Plumbum metallicum D 200	Blei

8. Toxine

Futter: Fehlernährung / Mangelernährung Austesten z.B.: - die Futterart - die einzelnen Zutaten und Wasser auf Qualität überprüfen z.B. auf Schimmel, Pestizide, Fleisch verseucht durch Medikamente, Impfstoffe, Antibiotika, und Hormone etc. - die Zusammensetzung bzgl. Verträglichkeit evtl. Trennkost - die Vitamin - und Nährstoffzufuhr - die Mengen, Gabenanzahl und Uhrzeiten	Allergie Komplex Z Darm Komplex Z Futterumstellungs Komplex Z Hormon Komplex Z Hormon M Komplex Z Leber Komplex Z Magen Komplex Z Nieren Komplex Z Pankreas Komplex Z Stoffwechsel Komplex Z Verdauungs Komplex Z
Medikamente **chemische Wurmkuren**: enthalten Nervengifte **chemische Parasitenmittel:** - oft Lähmungen und Epilepsie durch enthaltende Nervengifte - Nanopartikel (z.B.Chemtrails) und Mikroplastik beachten	Allergie Komplex Z Ausleitungs Komplex Z Entgiftungs Komplex Z Nerven Komplex Z Nux vomica D 30 Regenerations Komplex Z Verträglichkeits Komplex Z

9. Übersäuerung

Harnsäure D 200	bei Schmerzen und Entzündungen immer den Säure-Basen-Haushalt mit etwas Natron im Trinkwasser ausgleichen
Kalium carbonicum D 30	
Mondstein D 1000	
Natron als Pulver	

10. Hormone

Agnus castus D 12, männliche Tiere	Läufigkeits Komplex Z
Cimicifuga D 30	Pulsatilla D 1000
Gold pur D 1000, männlichen Tiere	Rubellit D 100 Mio.
Hormon Komplex Z	schwarzer Turmalin D 100 Mio.
Hormon M Komplex Z, männliche Tiere	Sepia D 1000
Kastrations Komplex Z, männliche Tiere	

11. RNS - Störungen, z.B. bei Tumoren

Immun Komplex Z	
Lymph Komplex Z	
Tumor Komplex Z	enthält RNS D 30, Antiangiogenese Faktor D 30, Radium br. D 16, Viscum album D 100 Mio., Chemo D 30, Granat D 1000, D 100 Mio.

12. Genetische Belastungen

Diphtherinum D 200
genetische Belastung D 30
Smaragd D 1000
Zeugung D 100 Mio.

13. Impffolgen

Einzelne Tier Impfstoff Nosoden in D 30 potenzieren plus Thuja D 200.

Impf Rettungs Komplex Z
Tuberculinum KOCH alt 200
Hunde Impfstoff Komplex Z
Hühner Impfstoff Komplex Z
Katzen Impfstoff Komplex Z
Pferde Impfstoff Komplex Z

14. Stoffwechselstörungen / - produkte

C3, C4 Komplement D 30
HPU Komplex Z
Stoffwechsel Komplex Z
Ultima Ratio D 30

15. Geopathische Belastungen
Elektrogeräte, Erdstrahlen, radioaktive Strahlen, geopathische Zonen

Geopathischer Komplex Z	Strahlenschutz Komplex Z
Radium bromatum D 16	Uranium nitricum D 30
Rosenquarz D 100 Mio.	Turmalin D 100 Mio.

16. Antikörperbildung, Allergien, Kollagenosen, Autoimmunerkrankungen

Allergie Komplex Z
Antikörperbildung D 30
Immun Komplex Z

17. Negative Felder
Lachesis D 300.000 als Einmalgabe reicht oft schon, weitere Verstärkung:

Anacardium D 30, Schutzpanzer, geringer Selbstwert	Lachesis D 300.000, bei Mobbing
Aurainterferenz D 100 Mio.	Licht Umwandlungs Komplex Z
Goldenes Ei D 30, Eigenschutz	Schutz Komplex Z, Eigenschutz
Dumortierit D 100 Mio., Voodoo - Schutz	Türkis D 1000, negative Felder / Gedanken

18. Chakren, jedes Chakra in der D 30 potenzieren
Scheitel-, Stirn-, Hals-, Herz-, Nabel-, Sakral- und Wurzelchakra D 30

2 Mittel für das Sakralchakra: Sakralchakra D 30 und Schlange sc D 30
2 Mittel für das Scheitelchakra: Scheitelchakra D 30 und Orion sc D 30
für die Ordnung der Chakren untereinander nimmt man Orion sc D 30
Chakra Komplex Z, enthält alle Chakren in der D 30

19. **Hirnhautverziehung**, evtl. mit Rücken Standard Z kombinieren

Hirnhautverziehung D 30

20. **Oberflächenspannung,** bei Darm- und Lungenerkrankungen, wo die Oberfläche groß ist

Yucca Schidigera D 1000

Propolis D 1000

Lapacho D 1000

21. Seelenanteile

Seelenanteile D 30, bei vernachlässigten oder nicht entwickelten Begabungen und Fähigkeiten

22. **Familienkonflikte,** oft auch bei entzündlichen Darmerkrankungen

Familienaufstellung D 1000 bei Wut. Zorn, Hass, Ärger und zusätzlich die folgenden Mittel, oder auch andere Mittel, testen:

Acidum nitricum D unendlich, Ablehnung

Aethusa D 1000, Brett vor dem Kopf

Ahnenerlösung D 30, Kraft der Ahnen, löst die Knoten im Geflecht der Generationen

Cicuta virosa D 1000, Hass

Colocynthis D 1000, Zorn macht alles schlimmer

Ignatia D unendlich, Kränkung

Lycopodium D 1000, unterdrückte Wut

Natrium chloratum D unendlich, Schuldgefühle

Nux vomica D 30, heftiger Zorn, Stress

23. Lebenskraft / Vitalität

Gesundheits Komplex Z

Medulla ossis D 30, baut die Lebenskraft wieder auf

Yucca Schidigera D 1000, baut die Lebenskraft wieder auf

24. Aura Besonderheiten

Auraaufbau D 30	
Auradeformation D 30	
Auradestruktion D 30	
Aurainterferenz D 100 Mio.	vor einer Sitzung, Schutz
Aura Komplex Z	enthält das Mittel Ersatzaura D 30 für schwere Depression
Auranaht D 30	wenn die Aura neben dem Körper steht, bei Schockzuständen
Aurawirbel D 30	
Goldes Ei D 30	vor einer Sitzung, stabilisiert

25. Homöopathisches Simile, z.B. Arsencum album D 100 Mio.

26. Homöopathische Konstitution, z.B. Aurum metallicum D 1000

27. Oxytocin

Oxytocin D 30, bei zu wenig Kuscheleinheiten im Kleinkindalter

28. Karmische Belastungen

karmische Belastungen D 100 Mio., bei Symptomen, die aus einem Vorleben stammen

29. Hinderliche Glaubenssätze

hinderliche Glaubenssätze D 1000
Neukonditionierungs Komplex Z
Umschreibung Komplex Z
Zuversichts Komplex Z

30. Planeten
Merkur, Sol, Mond, Venus, Mars, Jupiter, Saturn, Uranus, Neptun

Planeten wählen in D 30, z.B. Merkur Pl D 30

31. Sternbilder
Wassermann, Fische, Widder, Stier, Zwillinge, Krebs, Löwe, Jungfrau, Waage, Skorpion, Schütze, Steinbock, kleiner Bär, Schlange u.a.

Sternbild wählen in D 30, z.B. Orion sc D 30

32. Beidhändigkeit

Corpus callosum D 30
Smaragd D 1000
Merkur Pl D 30

33. Exogene Störfelder
z.B. Dinge, die am Körper getragen werden oder sich im Umfeld befinden

Dreh Komplex Z
Rechtsdrehung D 1000
Störfeld D 30

34. Ahnenerlösung

Ahnenerlösung D 30

35. Selbstfürsorge

Selbstfürsorge D 30
Selbstfürsorge Komplex Z

36. Nanopartikel

Nanopartikel D 30

37. Rechtsdrehung

Dreh Komplex Z
molekulare Rechtsdrehung D 100.000
Rechtsdrehung D 1000
Wechseldrehung D 1000

38. geophysikalische Belastungen

Geopathischer Komplex Z
Frequenz Komplex Z
Strahlen Schutz Komplex Z

Testreihe zum Auffinden von Krankheitsursachen für Menschen

Da es viele Überschneidungen zu der Tabelle für die Testreihe für Tiere gibt, werden hier nur jene Rubriken aufgelistet, welche auf Menschen abgestimmt werden mussten.

Es betrifft die Abstimmung auf den Menschen in den Rubriken:
- **2. Psyche,** erste Testung
- **8. Toxine**
- **10. Hormone**
- **13. Impffolgen**

Alle anderen Rubriken der Tiertabelle sind auch passend für die Testungen an den Menschen.
Somit kann die Tiertabelle ebenfalls für den Menschen hergenommen werden und nur bei den drei oben aufgeführten Rubriken auf diese unteren Tabellenabschnitte gewechselt werden.

2. Psyche,
kommt Psyche mit schwachem Arm, testen wir **Psycho Komplex Z**.

Erste Testung: Testung nach weiteren passenden Mitteln

Angst Komplex Z	Psycho Komplex Z
Dreh Komplex Z	Selbstfürsorge Komplex Z
Emotions Komplex Z	Selbstsicherheit Komplex Z
Farbtherapie Komplex Z	Selbstwert Komplex Z
Friedens Komplex Z	SHHK Komplex Z
Haltungs Komplex Z	Stress Komplex Z
Harmonie Komplex Z	Toleranz Komplex Z
Identitäts Komplex Z	Trauer Komplex Z
Kraft Komplex Z	Trauma Komplex Z
Missbrauch Komplex Z	Umschreibungs Komplex Z
Misshandlungs Komplex Z	Ursprungs Trauma Komplex Z
Mittigkeits Komplex Z	Vergebungs Komplex Z
Motivations Komplex Z	Vorbereitungs Komplex Z
Musiktherapie Komplex Z	Zuversichts Komplex Z
Neukonditionierungs Komplex Z	

8. Toxine

Ernährung: Austesten z.B.: - die Ernährungsart - die einzelnen Zutaten und Wasser auf Qualität überprüfen z.B. auf Schimmel, Pestizide, Fleisch verseucht durch Medikamente, Impfstoffe und Hormone - die Zusammensetzung bzgl. Verträglichkeit evtl.Trennkost - die Vitamin - und Nährstoffzufuhr z.B.Hypervitaminose - die Mengen, Gabenanzahl und Uhrzeiten	Allergie Komplex Z Darm Komplex Z Leber Komplex Z Magen Komplex Z Nieren Komplex Z Pankreas Komplex Z Stoffwechsel Komplex Z Verdauungs Komplex Z
toxische Belastung durch Pockenimpfung: - es besteht evtl. ein Zusammenhang zwischen der Pockenimpfung und Diabetes mellitus Typ 1	Sulfur D 1000 Pocken Impfstoff D 30 Variola Nosode D 30 Vaccinium D 30
Medikamente **Substanzen:** - Körpercreme, Zahnpasta, Sonnencreme, Schminke, Hygieneartikel aller Art - einige Artikel können auch auf das Nervensystem und Hormonsystem einwirken - Nanopartikel (z.B.Chemtrails) und Mikroplastik beachten	Allergie Komplex Z Ausleitungs Komplex Z Entgiftungs Komplex Z Hormon Komplex Z Hormon M Komplex Z Nerven Komplex Z Nux vomica D 30 Regenerations Komplex Z Verträglichkeits Komplex Z

10. Hormone

Agnus castus D 12, männlich	Pulsatilla D 1000
Cimicifuga D 30	Rubellit D 100 Mio.
Gold pur D 1000, männlich	schwarzer Turmalin D 100 Mio.
Hormon Komplex Z	Sepia D 1000
Hormon M Komplex Z, männlich	

13. Impffolgen

Alle einzelnen Impfstoff Nosoden in D 30 potenzieren und immer im zusammen mit Thuja D 200

Indikation	Mittel
Impffolgen, alle Impfungen außer Pockenimpfung. Corona, FSME, Grippe, Hepatitis, Herpes, Keuchhusten, Masern Polio, Röteln, Tetanus	Impf Komplex Z
	Corona Impf Komplex (= C. I. Komplex)
	FSME Impfstoff D 30
	Grippe Impfstoff D 30
	Hepatitis A und B Impfstoff D 30
	Herpes Impfstoff D 30
	Keuchhusten Impfstoff D 30
	Masern Impfstoff D 30
	Polio Impfstoff D 30
	Röteln Impfstoff D 30
	Tetanus Impfstoff D 30
	Diphtherinum D 200
	Tuberculinum Koch alt D 200
	Ultima Ratio D 30

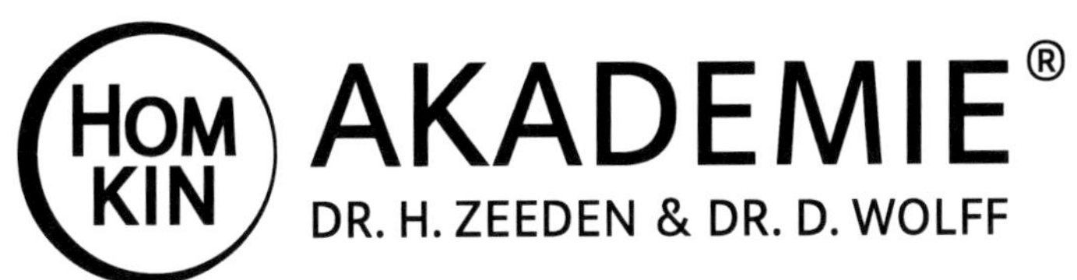

Mit der Eröffnung der HOM KIN Akademie ergibt sich die Möglichkeit, ab 2025 eine zertifizierte Ausbildung zur HOM KIN Berater*in und zur HOM KIN Therapeut*in zu durchlaufen.

Die Kurse 1-5 können in beliebiger Reihenfolge besucht werden und es können bisherige Kurse anerkannt werden. Der 6. Kurs ist der Abschluss-Kurs.

So sehen die Ausbildungsblöcke aus:

Ausbildung (01),	HOM-KIN 1.Teil - Grundgedanken und Testreihe 01 bis 21
Ausbildung (02),	HOM-KIN 2.Teil - Ursachensuche in der HOM KIN, Testreihe 22 bis 42
Ausbildung (03),	Einzelmittel, Weltmeistermittel
Ausbildung (04),	Komplexmittel, diagnosebezogene Mittel
Ausbildung (05),	akute und chronische Krankheiten homöopathisch behandeln
Ausbildung (06),	Kinesiologie- und Prüfungskurs

Alle Kurse sind Präsenzkurse.

Teil 17
Glossar

Abrasiv

Kaum abrasiv wirkende Fütterung: Eine Nahrung, die die Zähne nicht „putzt". Knochenkauen wirkt abrasiv auf die Zähne und reduziert damit den Zahnstein, welcher somit auf natürliche Weise entfernt wird.

Alveolarostitis

Alveolare Ostitis, auch expansive Osteitis, ist eine relativ häufige Erkrankung, die auf chronische Parodontitis bei Katzen zurückzuführen ist. Sie kann um die oberen oder unteren Eckzähne auftreten. Das Zahnfleisch neben dem Zahn wird rot und schwillt an.
Der Knochen entzündet sich ebenfalls und abnormaler neuer Knochen entsteht, was zu einer harten Schwellung führt, die nach außen in Richtung der Lippe gedrückt werden kann.
Im Kieferbereich gibt es beide Begriffe, Ostitis und Osteitis, beides bedeutet Knochenentzündung. Da die meisten Antibiotika nicht knochengängig sind, würde man bei einer Ostitis Chloramphenicol wählen, eines der wenigen knochengängigen Antibiotika.
Nebenwirkung kann eine Panzytopenie sein, daher ist das Mittel nicht für andere Indikationen zugelassen. Panzytopenie bedeutet ein Absinken der roten und weißen Blutkörperchen und der Blutplättchen = Thrombozyten. Eine Panzytopenie ist somit eine lebensgefährliche Situation. Das Mittel Chloramphenicol D 30 hingegen ist nebenwirkungsfrei.

Ausschuhen

Der Verlust der Hornkapsel. Das Zehenendorgan, die Hufkapsel löst sich vollständig ab.

BARF

Biologically Appropriate Raw Food = biologisch artgerechtes rohes Futter = Rohfütterung
Erstmals wurde der Begriff BARF von der Kanadierin Debbie Tripp verwendet, welcher für die Hundefütterung mit rohen, frischen Zutaten wie Fleisch, Innereien, Knochen, Fisch, Obst, Gemüse und Kräutern steht. Die Abkürzung stand damals in ihrem Sinne für Born Again Raw Feeders (wiedergeborene Rohfütterer). 1990 wurde dieser Begriff in Deutschland, durch Swanie Simon, für Biologisch Artgerechte Roh Fütterung geprägt.

COB, COPD, RAO und IAD

COB (chronisch obstruktiven Bronchitis)
COPD (Chronic Obstructive Pulmonary Disease) = COB mit Lungenemphysem - sind alte Begriffe, die heute nicht mehr verwendet werden. Heute werden folgende Begriffe verwendet:
RAO (Recurrent Airway Obstruction) - wiederkehrende Atemwegserkrankung)
IAD (Inflammatory Airway Disease) - entzündliche Atemwegserkrankung
Land und Forst www.landundforst.de/tier/pferd/cob-copd-beim-pferd-symptome-ursachen-567889

Dämpfigkeit

Dämpfigkeit ist das Endstadium einer chronischen Erkrankung der Atemwege und gilt als unheilbar. Veränderungen in der Lunge sind gebildet und es kann zu einem Lungenemphysem kommen. Die Atemwege sind dauerhaft verengt, es kommt zu Verschleimungen. Die Lunge ist dann häufig bereits irreversibel geschädigt.
Es handelt sich um eine irreversible Zerstörung des Lungengewebes, die Lungenbläschen sind beschädigt und/ oder überdehnt, der Austausch zwischen Sauerstoff und Kohlendioxid ist gestört, sind die Lungenbläschen beschädigt, schafft es das Pferd nicht mehr, die verbrauchte Luft komplett aus den Lungenbläschen heraus zu drücken. Es entstehen Atemluftstauungen in der Lunge und große, funktionslose Blasen bilden sich.

Egg-Drop-Syndrom (EDS)

EDS ist eine ansteckende Eileiterentzündung.

Fesselkopf

Die Region im Bereich des Fesselgelenks. Der Fesselkopf bezieht sich auf die rundliche Form der Region, welche sich von der angrenzenden Röhre und der Fessel abhebt.

Flehmen

Das Pferd streckt den Kopf nach vorne und zieht dabei seine Oberlippe hoch, die Nüstern werden verschlossen und der Geruch wird in das vomeronasale Organ, ein zusätzliches Riechorgan geleitet, mit dem die Pferde vor allem sexuelle Lockstoffe / Pheromone herausfiltern und identifizieren können.

FN

Die **FN - Deutsche Reiterliche Vereinigung e.V.** wurde im Jahr 1905 in Berlin als Verband deutscher Halbblutzüchter gegründet und ist heute der Dachverband aller Züchter, Reiter, Fahrer und Voltigierer in Deutschland. Die Abkürzung **FN** steht für die internationale Bezeichnung Fédération Équestre Nationale. Die FN - Die Vereinigung hat mittlerweile ihren Sitz in Warendorf.

Gymnastizierung

Reitkunst ist die Kunst der Ausbildung und Gymnastizierung des Pferdes sind Übungen, um den Pferderücken zu lockern und seine Muskeln aufzubauen.
Hierdurch werden die körperlichen und seelischen Kräfte gefördert und gestärkt. Es gibt auch Bodenarbeit mit Pferden zur Gymnastizierung. Hierbei wird das Pferd nicht geritten, sondern über Gerätschaften geführt. Bodenarbeit wäre somit eine Geschicklichkeitsübung für das Pferd.

Headshaking

Pferde, welche in der Bewegung unkontrollierbar mit verschiedenen Ausprägungsgraden den Kopf schütteln. Dieses Verhalten kann Ausmaße annehmen, die das Pferd für den Menschen unbrauchbar machen. Die Ursachen sind nicht vollständig geklärt, sie sind sehr vielfältig und können Erkrankungen verschiedener Organe, wie Augen, Ohren, Nase, Zähne, Halswirbelsäule und Nervensystem betreffen. Es können allergische Komponenten wie Staub und Pollen ursächlich sein, sowie entzündliche Zustände verschiedener Hirnnerven, wie Trigeminus und Fazialisnerv. Man hat erkannt, dass das Sonnenlicht als weiterer Reizfaktor die Symptome verschlimmert.

Hufrehe

Eine multifaktorielle Erkrankung, beginnend mit einer Entzündung der Huflederhaut. Im weiteren Verlauf wird der Hufbeinträger geschädigt, woraus eine Verlagerung des Hufbeins resultieren kann. Sämtliche anatomische Strukturen des Hufbeiträgers sind im chronischen Fall krankhaften Veränderungen unterworfen. Diese Veränderungen verursachen eine Schmerzhaftigkeit unterschiedlichen Ausmaßes, die sich in Form einer Lahmheit äußert.

Hydroperikard

Eine nicht übliche Bezeichnung für Perikarderguss mit Ansammlung von Transsudat im Perikard, z. B. bei Herzinsuffizienz infolge Stauung, eine größere Flüssigkeitsansammlung im Herzbeutel.

Koppen

Koppen bedeutet Luftschlucken. Die untere Halsmuskulatur des Pferdes wird beim Koppen angespannt, wodurch sich der Schlundkopf öffnet und Luft in die Speiseröhre gelangt. Die eingesaugte Luft wird jedoch nicht heruntergeschluckt, sondern ein Großteildurch die Speiseröhre wieder herausgepresst. Dadurch entsteht dann das charakteristische rülpsende Geräusch – der Kopp-Ton. In den Magen gelangt nur ein kleiner Anteil der eingezogenen Luft.

Es gibt zwei Kopp-Arten: Beim Aufsetzkopper wird der Kopf auf einen Zaun, einen Trog oder auf eine andere Auflagefläche gelegt. Beim Freikopper wird der Kopf nicht aufgesetzt.

Kropfentleerung

Im Kropf quillt das über den Schnabel und die Speiseröhre aufgenommene Futter. Hierdurch kommt es zu einer besseren Verdauung der Bestandteile. Das im Zwischenspeicher aufgenommene Futter wir durch eine Kropfentleerung in den Drüsenmagen und weiter in den Muskelmagen befördert.

Luftsack

Der Luftsack ist eine ventrale Ausstülpung der Tuba auditiva, der Ohrtrompete. Er ist ausgekleidet mit respiratorischer Schleimhaut und fasst etwa 300-600ml. Über seine funktionelle Bedeutung gibt es mehrere Theorien. Am wahrscheinlichsten erscheint, dass er als eine Art Gehirnkühler funktioniert, da die innere Kopfarterie durch ihn verläuft.

Ohrenentzündung durch Milbenbefall

Wenn die Ohren des Pferdes mit Milben befallen sind und Entzündungen hervorrufen, dann schüttelt das Pferd ständig den Kopf wegen Juckreiz und Schmerzen. Es kommt dann zum Headshaking.

Pasteurella multocida

Dieses Bakterium ist ein 0,3 bis 1,25 µ langes, negatives, fakultativ anaerobes und unbewegliches Stäbchenbakterium und gehört zur Familie der Pasteurellaceae. 1µ (my) = 1/1000stel Millimeter = 1/1.000.000 Meter.

petechiale Blutungen = punktförmige Blutungen.

Proventriculus

Der Magen der Vögel ist in zwei Abschnitte unterteilt. Im eigentlichen Drüsenmagen (Ventriculus glandularis oder Proventriculus) werden ebenfalls Enzyme und Salzsäure abgegeben.

Raufutter

Unter Raufutter wird rohfaserreiches Futtermittel verstanden. Es wird auch als Grundfuttermittel oder Wirtschaftsfutter bezeichnet. Es besteht sowohl aus wasserreichen Futtermitteln (Grünfutter) als auch aus anderem Saftfutter wie Rüben oder Silage als auch aus trockenem Raufutter wie Heu oder Stroh.

Rehestellung

Rehestelllung bedeutet die Hinterbeine unter den Körper schieben.
Die typische Rehestellung besteht darin, dass das Pferd die Vorderbeine nach vorne streckt, um die Zehen der Vorderbeine zu entlasten. Gleichzeitig werden die Hinterbeine weit unter den Bauch gestellt.

RMF = Rotational Monofeeding = Pflanzen / Fleisch Wechselfütterung

Die Amerikanerin Nora Lenz entwickelte aus langjährigen Erfahrungen die Rotational Mono Feeding. Sie machte sich zur Aufgabe den Körper der Hunde nicht mit Nahrungsmitteln zu belasten, die nicht richtig verdauen können, was zu einer Anreicherung von Abfallstoffen im Körper führt und dieses als Ursache für viele Hundekrankheiten sieht.
RMF orientiert sich am Naturgeschehen und kommt ohne präventive Zusätze, Nahrungsergänzungen und Symptombehandlungen aus. Eine Ausnahme bildet die Gabe von Enzymen, wenn es nötig ist. RMF empfiehlt die getrennten Gaben von rohem magerem Fleisch, Knochen und Innereien und pflanzlichen Mahlzeiten.
Die getrennte Rotation wird praktiziert, da die Fleischnahrung erheblich länger im Verdauungstrakt verweilt als die pflanzliche. Die Rotationen sind vom Alter des Hundes und seinem Gesundheitszustand abhängig.

sc

sc= signum coeli, lat. = Sternzeichen.
Zum Beispiel: Potenzierungsgrad beim Sternbild „Kleiner Bär sc D unendlich"

Schlauch - Der Schlauch ist der Penis des Pferdes.

Schnabelatmung

Bei der Atmung ist der Schnabel geöffnet. Das ist ein Symptom für eine erschwerte Atmung (Dyspnoe), da Vögel physiologisch mit geschlossenem Schnabel atmen. Es kann begleitet sein mit „Backenblasen" und atemsynchronem Wippen mit dem Schwanz.

Schweifrübe

Die Schweifrübe ist die gebildete Fortsetzung der Wirbelsäule mit 15 bis 21 Wirbeln, der Ansatz des Schweifes.

Sporulierte Oozysten

Oozysten werden u.a. von Einzellern wie Plasmodien, Kryptosporidien und Toxoplasmen gebildet. Es handelt sich um dickwandige Sporen, die für eine längere Zeit außerhalb ihres Wirts überleben können. Je nach Sporulationstyp enthalten Oozysten eine bestimmte Anzahl Sporozysten, die wiederum eine bestimmte Anzahl Sporozoiten beherbergen.
Die Katze ist Endwirt. Im Darm erfolgt zunächst die ungeschlechtliche Vermehrung mit Bildung von Endozoiten, so entstehen Geschlechtsformen und Zygoten. Diese werden zu Oozysten und werden mit dem Kot ausgeschieden. Außerhalb des Organismus entwickelt sich die sporulierte Oozyste: Bestehend aus zwei Sporozysten und vier Sporozoiten.
Diese werden oral von Zwischenwirten (z.B. Schaf, Schwein, Mensch) aufgenommen. Hier findet dann nur noch eine ungeschlechtliche Vermehrung statt.

Tenazität

Die Tenazität bezeichnet in der Mikrobiologie die allgemeine Widerstandsfähigkeit, Zähigkeit oder das Haftvermögen eines Mikroorganismus gegenüber Umwelteinflüssen.
Die Tenazität ist die Fähigkeit, auch unter nicht optimalen Bedingungen zu überleben.

Trachten

Trachten ist der hintere Bereich eines Pferdehufes, der hintere Wandhornbereich - also caudal / zum Schweif hin.

Traubenkörner

Frei bewegliche Traubenkörner an der Iris. Als Traubenkörner (Granula iridis) wird eine stark pigmentierte Bildung am Pupillenrand bei Pferden und Wiederkäuern bezeichnet. Kapillaren reiche, unregelmäßige, körnerähnliche Strukturen der Regenbogenhaut, die am oberen Pupillenrand am markantesten sind.

USK

Unerlöster seelischer Komplex (nach Klinghardt). Dieser kann durch befreiende Glaubenssätze am Akupunkturpunkt Dünndarm 3 aufgelöst werden.

Weben

Wenn ein Pferd webt, tritt es stundenlang von einem Vorderbein auf das andere, spreizt dabei die Vorderbeine bis zu 1,75 Meter auseinander und pendelt mit der Vorhand rhythmisch hin und her. Die Hals - und Kopfhaltung sind bei jedem Pferd verschieden.

Teil 18
Literaturverzeichnis

Arndt S. und Kriegel P. Wenn Tiere ihren Körper verlassen. 1. Aufl. Aquamarin Verlag; 2008

Casagrande C. Spagyrik nach Alexander von Bernus. 4. überarbeitete u. erweiterte Aufl. Haug; 2019

Couzens T. Das Pferde-Homöopathie-Buch. 3. Aufl. Narayana Verlag; 2014

Dauborn S. Innere Medizin für Tierheilpraktiker. 1. Aufl. Sonntag, J; 2013

Dauborn S. Lehrbuch für Tierheilpraktiker. 4., überarbeitete Aufl. Sonntag, J; 2014

de Bairacli Levy J. Das Kräuterhandbuch für Hund und Katze. 1. Aufl. Verlag Drei Hunde Nacht; 2009

Dinshah D. Es werde Licht. 2. Aufl. Verlag Dinshah Health Society 2008

Dodds W. J. und Laverdure D. R. Nutrigenomik für Hunde. 1. Aufl. Narayana Verlag; 2017

Erkens C. Homöopathie für Geflügel. 1. Aufl. Eugen Ulmer Verlag; 2017

Fischer H. Das DMSO-Handbuch. 6. Aufl. Daniel-Peter-Verlag; 2016

Fritz C. Kinesiologie beim Pferd: Grundlagen und Praxis. 2., aktualisierte Aufl. Sonntag, J; 2013

Fritz C. und Maleh S. Zivilisationskrankheiten des Pferdes. 2. aktualisierte Aufl. Thieme; 2020

Gartz J. Wasserstoffperoxid H2O2. 4. Aufl. Mobiwell Verlag; 2017

Grimm H. U. Katzen würden Mäuse kaufen. Schwarzbuch Tierfutter, 5. Aufl. Heyne; 2009

Grünbaum E-G., Schimke E., Klinik der Hundekrankheiten, Enke Verlag; 2007

Haag G. Mini-Lexikon Naturheilpraxis für Hunde. 1. Aufl. Kynos; 2013

Haag G. Naturheilpraxis für Hunde. 3., aktualisierte Aufl. Kynos; 2015

Klinghardt D. Lehrbuch der Psycho-Kinesiologie. 6. Aufl. INK - Institut f. Neurobiologie; 2004

Kraft W., Dürr U.M. Katzenkrankheiten - Klinik und Therapie, Verlag M. & H. Schaper; 1978

Kreiselmeier K. Pferde gesund und vital durch Heilkräuter. 2. Aufl. Müller Rüschlikon Verlag; 2013

Kübler H. Bach-Blütentherapie in der Tiermedizin. 4. vollständig überarbeitete Aufl. Sonntag J.; 2012

Lamminger A. Pferde ganzheitlich behandeln. 1. Aufl. Baumgartner Verlag; 2021

Lenz Nora RMF - Rotational Mono Feeding, E-Book Link: neue erweiterte Version in deutscher Übersetzung: https://rotationalmonofeeding.com/e-book/

Liebke F. MSM eine super Substanz der Natur. 9. Aufl. VAK Verlag; 2011

Mathison V. Homöopathische Mittelbilder für Tiere, 3. Aufl. Narayana Verlag; 2021

Mezger J. Gesichtete Homöopathische Arzneimittellehre, 7. Aufl., Haug Verlag; 1987

Nelson B. Der Emotionscode. Vollständig überarbeitete und stark erweiterte Neuausgabe, VAK Verlag 2020

Oswald A. Das CDL-Handbuch. 1. Aufl. Daniel-Peter-Verlag; 2016

Oswald A. Das MMS-Handbuch. 1. Aufl. Daniel-Peter-Verlag; 2011

Pies J. Kolloidales Silber: Das große Gesundheitsbuch für Mensch, Tier und Pflanze. 10. Aufl. VAK; 2015

Pulfer W. M. Mykotherapie für Tiere. 2., aktualisierte Aufl. Thieme; 2019

Rekelhof M. MMS für Tiere. 1. Aufl. Daniel-Peter-Verlag; 2015

Roy R. Mensch und Tier. 5. Aufl. Lage & Roy Verlag; 2008

Roy R. Vögel, Geflügel und Ziervögel. 3.Aufl. Lage & Roy Verlag; 202

Salomon W. Die energetische Behandlung des Pferdes. 5. Aufl. Thieme; 2019

Schrader D. (Keine) Menschlichkeit in der Tiermedizin. 1. Aufl. Jim Humble Verlag; 2017

Simon S. BARF Biologisch Artgerechtes Rohes Futter. 4. Aufl. Verlag Drei Hunde Nacht: 2009

Sircus M. Natriumbicarbonat. Krebstherapie für jedermann. 6. Aufl. Mobiwell Verlag; 2016

Sonnenschmidt R. Farb- und Musiktherapie für Tiere. 1.Aufl. Sonntag, J; 2000

Sonnenschmidt R. Haustiere und Ziervögel ganzheitlich behandeln.1. Aufl. Narayana Verlag; 2014

Sonnenschmidt R. Ich reiche dir die Hand geliebtes Tier. Tiergesundheit durch Berührung, Schüssler Salze und homöopathische Komplexmittel. 1. Aufl. CreateSpace Independent Publishing Platform; 2014

Sonnenschmidt R. Radionik für Tiere, Pflanzen, Garten- und Ackerboden. 1. Aufl. Edition Elfenohr; 2022

Sonnenschmidt R. Tierkinesiologie. 2. Aufl. Sonntag, J; 2005

Sonnenschmidt R. Vögel Akupunktur - Homöopathie - Bachblüten - Kinesiologie. 1. Aufl. Eugen Ulmer Verlag; 1996

Vormwald K. Praxisbuch für Tierheilpraktiker. 2., aktualisierte u. erweiterte Aufl. Thieme; 2020

Wolff H. G. Unsere Hunde - gesund durch Homöopathie. 14., verbesserte u. ergänzte Aufl. Sonntag, J; 2002

Wolff H. G. Unsere Katzen - gesund durch Homöopathie. 11. Aufl. Sonntag, J; 2014

Zeeden H. Systematik der Homöo – Kinesiologie, dbusiness Verlag, Berlin; 2014

Ziegler J. Hunde würden länger leben, wenn ... . 4. Aufl. mvg Verlag; 2012

Ziegler J. Rohkäppchen und der zahnlose Wolf. 1. Aufl. Verlag für chronische Gesundheit; 2016

Ziegler J. Tierärzte können die Gesundheit ihres Tieres gefährden. 2. Aufl. mvg Verlag; 2013

Zschocke K. EM Kompakt. Effektive Mikroorganismen. 1. Aufl. Knaur 2014

Teil 19
Inhalt der Komplexmittel nach Dr. Heinrich Zeeden
Stand = 12.2024

Al - Ap

Allergie Komplex Z
Antikörperbildung D 30
Apis D 30
Cardiospermum D 30
Chara intermedia D 200
Cortison D 30
Cutis D 30
Herzchakra D 30
Histamin D 30
Ledum D 1000
Mastzellenstabilität D 30
Mucosa D 30
Thymus D 30

Angst Komplex Z
Aconit D unendlich
Angstauflösung D 30
Argentum nitricum D 1000
Arsenicum album D 100 Mio.
Cimicifuga D 30
Kalium phosphoricum D unendlich

Anorexie Komplex Z
Acidum nitricum D 1000, D unendlich
Ahnenerlösung D 30
Anerkennung - Partnerschaft auf gleicher Augenhöhe D 30
Aura Komplex Z
Caprylsäure D 30
Chakren Komplex Z
Familienaufstellung D 1000
Herzenssonne D unendlich
Hormon Komplex Z
Psycho Komplex Z
Selbstsicherheit Komplex Z
Selbstwert Komplex Z
Stoffwechsel Komplex Z
Sucht Komplex Z

Antiaging Komplex Z
Antiaging D 30
Gesundheits Komplex Z
Organpflege D 30

Apoplex Komplex Z
Arnica D 1000
Arteriae D 30
Ginkgo D 1000
Lachesis D 30
optimaler Sauerstofftransport D 30
Rekanalisierung D 30
Streptokinase D 30
Urokinase D 30

At - Au

Atlas Komplex Z
HWK 1 D 30 = Atlas
HWK 2 D 30 = Axis
Ligamentum atlantoaxiale D 30

Augen Komplex Z
Belladonna D 30
Euphrasia D 30
Kantenfilter D 30
künstliches Blaulicht D 30
Lens D 30
Macula lutea D 30
Nervi craniales D 30
Nervus opticus D 30
Opium C 1000
Retina suis D 30
Silicea D 1000
Smaragd D 1000
Stirnchakra D 30

Aura Komplex Z
Auraaufbau D 30
Auradeformation D 30
Auradestruktion D 30
Auraersatz D 30
Aurainterferenz D 100 Mio.
Auranaht D 30
Aurawirbel D 30
Einsteinformel D 30
goldenes Ei D 30

Ausleitungs Komplex Z
Chara intermedia D 200
Gesundheitskreislauf D 30
Haut Komplex Z
Leber Komplex Z
Lymph Komplex Z
Nieren Komplex Z
Säure - Basen Gleichgewicht D 30

Autismus Komplex. Z
Aurum metallicum D 1000
Erdung D 30
gesicherte Überlebensstrategie D 30
Herzenssonne D unendlich
optimaler Sauerstofftransport D 30
physiologische Auraverteilung D 30
Reflex Komplex Z
Sauerstoffmangel D 30
soziale Integrationsfähigkeit D 30
Synapsenneubildung D 30

Av - Bl

AVK Komplex Z
Arnica D 1000
Arteriae D 30
Ginkgo D 1000
optimaler Sauerstofftransport D 30
Rekanalisierung D 30
Streptokinase D 30
Urokinase D 30

Bechterew Komplex Z
Immipenem D 30
Kalium bichromicum D 100 Mio.
Lac caninum D 100 Mio.
Nieren Komplex Z
Polio Nosode D 30
Thuja D 200
Toxoplasmose Nosode D 30

Beweglichkeits Komplex Z
Beweglichkeit D 30
Die fünf Tibeter D 30
Muskeldehnung D 30

Bienen Komplex Z
Ameisensäure D 30
Anpassungsfähigkeit D 30
Aura Komplex Z
Bienenschutz D 30
Caprylsäure D 30
freundliche Bienen D 30
gesundes Erbgut D 30
Herzenssonne D unendlich
Immun Komplex Z
Milbenschutz D 30
optimale Resistenz D 30
Resistenz gegen Pflanzenschutzmittel D 30
Schutz Komplex Z
Strahlenschutz Komplex Z
Virenschutz D 30

Blasen Komplex Z
alle Meridiane D 30
Beckenboden D 30
Blasenkontrollzentrum D 30
Fraxinus excelsior D 30
Ligamenta rotunda D 30
Merkur PI D 30
Mucosa D 30
Muskel Komplex Z
optimale Blasenfunktion D 30
Sakralchakra D 30
Schlange sc D 30
Schließmuskel D 30
Vesica urinaria D 30

Bl - Co

Blutbildungs Komplex Z
Ferrum metallicum D 1000
Hämatit D 1000
Medulla ossis D 30
Rosmarin D 200
Sanguinaria D 30

Chakren Komplex Z
Halschakra D 30
Herzchakra D 30
Milzchakra D 30
Orion sc D 30
Sakralchakra D 30
Scheitelchakra D 30
Stirnchakra D 30
Wurzelchakra D 30

Chemtrail Komplex Z
aerotoxisches Syndrom D 30
Alumina D 30
Arsenicum album D 100 Mio.
Ausleitungs Komplex Z
Barium carbonicum D 1000
Cadmium metallicum D 200
Jet - fuel A - 1 Detox D 30
Lymph Komplex Z
Schutz Komplex Z

Computerabsturz Komplex Z
Germanium D unendlich
Magnetkopfstabilität D 1000
Silicea D 1000
Siliziuminterferenz D 100 Mio.

Corona - Impf Komplex = C. I. Komplex
Alumina D 30
Arsenicum album D 100 Mio.
Ausleitungs Komplex Z
Bakterien Nosode D 30
Betapropiolacton D 30
energetische Umkehrung der Covid 19 Vakzine D 30
diploide Fibroblastenzellen D 30
Fremdenergie D unendlich
Friedens Komplex Z
Glutaraldehyd D 30
Graphenmigration in die Epidermis D 30
embryonale Zellkultur D 30
Immun Komplex Z
Impf - mRNA - Ausschluss
Markierung D 30
Impftestsatz VAK
Kiefernnadelextrakt D 30
Liebes Grit D 30
Lymph Komplex Z
menschliche Solidarität D 30
Mercurius solubilis D 30
Migration anorganischer Partikel der Impfung in die Epidermis D 30
Mitochondrien D 30

Co

Fortsetzung zu C. I. Komplex:
Nanolipidausleitung D 30
Nanolipidsperre D 30
Polysorbat D 30
Regenerations Komplex Z
RNS D 30
Schedding Energie D 30
Spikeenzyme D 30
Staphisagria C 200
Suramin D 30
Thuja D 200
Vergebungs Komplex Z
Virus Nosode D 30
Anitviral, Antiparasitär:
Ivermectin D 30
Niclosamid D 30
Gefäßreparatur:
AVK Komplex Z
Retinol D 200
Eisenstoffwechsel optimieren:
Cuprum metallicum D 30
Ferrum metallicum D 1000
Prionen:
Chlordioxid D 30
Prionenentsorgung D 30
Retroviren:
Baikalin D 30
Retro - Viren - Pulver D 30
Scutalaria D 30

Corona - Virus Komplex Z
Aconit D 1000
Arsenicum album D 100 Mio.
Bronchioli D 30
Chara intermedia D 200
China D 1000
Fremdenergie D unendlich
Friedens Komplex Z
Glycyrrhizinsäure D unendlich
Immun Komplex Z
Pulmo D 30
Regenerations Komplex Z
RNS D 30
528 Hz = DNA Repair D 1000
285 Hz = Nervengewebe D 1000
Anitviral, Antiparasitär:
Ivermectin D 30
Niclosamid D 30
Eisenstoffwechsel optimieren:
Cuprum metallicum D 30
Ferrum metallicum D 1000
Gefäßreparatur:
AVK Komplex Z
Retinol D 200
Prionen:
Chlordioxid D 30
Prionenentsorgung D 30
Retroviren:
Baikalin D 30
Retro - Viren - Pulver D 30
Scutalaria D 30

Co - Ei

Covid long Komplex Z
Ende der Coronainfektion D 30
Caprylsäure D 30
Rückgängigmachung der Coronainfektion D 30
Wiederherstellung aller Kräfte D 30

Dank Komplex Z
Dank D 30
Heilung D 30
Segen D 30

Darm Komplex Z
Ahnenerlösung D 1000
alle Meridiane D 30
Argentum nitricum D 1000
Bakterien Nosode D 30
Colon D 30
Familienaufstellung D 1000
Imipenem D 30
Immun Komplex Z
Lapacho D 1000
Mikrobiom D 30
Mucosa D 30
Nabelchakra D 30
Propolis D 1000
Reishi D 200
Trauma Komplex Z

Dekubitus Komplex Z
Cutis D 30
Gewebeaufbau D 30
optimaler Sauerstofftransport D 30
Rhus toxicodendron D 100 Mio.

Demenz Komplex Z
Ausleitung der Tau - Proteine D 30
Ausleitung des Amyloid - Protein D 30
Ausleitungs Komplex Z
Bahmi D 30, D 100 Mio.
Cerebrum D 30
Corpus callosum D 30
Dendritenneubildung D 30
Lymph Komplex Z
optimale Funktion der Neurotransmitter D 30
Rückgängigmachung der Gedächtnisschwäche D 30
Scheitelchakra D 30
Stirnchakra D 30
Synapsenneubildung D 30

Diabetes Komplex Z
Insulin Rezeptor D 30
Langerhans'sche Inseln D 30
optimaler Insulinspiegel D 30
optimales Körpergewicht D 200
optimale Stoffwechsellage D 1000

Eiter Komplex Z
Hepar sulfuris D 30
Lachesis D 30
Mercurius solubilis D 30
Myristica D 30
Pyrogenium D 30
Silicea D 1000

En - Fu

Entzündungs Komplex Z
Aconit D 1000
Belladonna D 30
Chamomilla D 1000
C3, C4 Komplement D 30

Falten Komplex Z
Antiaging D 30
Faltenrückbildung D 30
Haut Komplex Z
optimale Hautregeneration D 30
straffe Haut D 30

Fieber Komplex Z
Aconit D 30
Belladonna D 30
Chamomilla D 30
C3, C4 Komplement D 30
Ferrum phosphoricum D 30

Friedens Komplex Z
5G - Entwicklungs - Abkoppelung D 30
Bryonia D unendlich
Eigenverantwortung D 30
Fremdenergie D unendlich
Geschlechterfrieden D 30
Gleichgewicht von Geben und Nehmen D 30
intergalaktischer Frieden D 100 Mio.
Janus Aktivität D 30
Lachesis D 300.000
Liebe D unendlich
Manipulation D unendlich
Mars Pl D 30
Plutonium D unendlich
Rettung der Individualität D 30
Rettung des Rechtsstaates D 30
Stramonium D unendlich
Transparenz D unendlich
Vorurteilslosigkeit D 30

Fuß Komplex Z
alle Meridiane D 30
Ausleitungs Komplex Z
Balance und Gleichgewicht D 30
Entspannung D 30
Erdung D 30
gesegneter Lebensweg D unendlich
gesunde Anatomie der Füße D 30
glückliche Füße D 30
Göttliche Ordnung in allen Zellen D unendlich
optimale Beweglichkeit D 30
optimale Durchblutung D 30
optimale Funktion der Fußreflexzonen D 30
optimale Mineralversorgung D 30
Vitamin D Komplex Z

Ged - Ger

Gedächtnis Komplex Z
Aethusa D 100 Mio.
Ausleitungs Komplex Z
Cedron D 1000
Cerebrum D 30
Chakren Komplex Z
Daucus carota D 30
Equisetum arvense D 200
Gehirnaura D 30
Gesundheitskreislauf D 30
Ginkgo D 1000
Impf Komplex Z
Juglans regia D 100.000
Mikrobiom D 30
Nux vomica D 30
optimaler Gedächtniszugriff D 30
Reishi D 200
Relivkids D 30
Rhodonit D 100 Mio.
Rückgängigmachung von regressiven mentalen Prozessen D 30
Saccharum officinale D 200

Gelenk Standard Z
alle Meridiane D 30
Atlas Komplex Z
Beinlängendifferenz D 30
C3, C4 Komplement D 30
Harnsäure D 200
Hirnhautverziehung D 30
Nervus spinalis D 30
Pankreas D 30
Rhus toxicodendron D 30
Schlange sc D 30

Gemeinschafts Komplex Z
Indikation: zur Vorbereitung für eine Lebensgemeinschaft (Alters-WG):
Anlehnung an gesunde Ahnen D 30
Familienaufstellung D 1000
Oxytocin D 30
Muttermilch D 30

Gerechtigkeits Komplex Z
Auflösung aller Korruptionsbanden D 30
Auflösung aller Kriegs- und Machtgelüste D 30
Auflösung destruktiver Haltung D 30
Geschlechtergerechtigkeit D 30
Gleichgewicht von Geben und Nehmen D 30
gleichmässige Geldverteilung D 30
Kontakt auf gleicher Augenhöhe D 30
Neukonditionierungs Komplex Z
Rückgängigmachung des Kolonialismus D 30
Vergebungs Komplex Z
Verzicht auf Übervorteilung D 30

Ges - Gew

Gesundheits Komplex Z
Erkennungsfähigkeit der Zellmembran D 30
Gesundheitskreislauf D 30
Heilimpuls über die DNA Aura D 30
optimale Zellteilung D 30
Telomeraseaktivität D 30
Telomereapposition D 30
Zellregeneration D 30
Zusammenarbeit aller Zellen D 30
Zytokine D 30

Gewichts Komplex Z
Fucus vesiculosus D 30
Gewichtsabnahme D 30
Gleichgewicht der Energien D 30
Grünlippenmuschel D 30
Linolensäure D 30
Lomedus D 30
Madar D 30
Neukonditionierungs Komplex Z
optimaler Insulinspiegel D 30
Rasnasaptakam D 30
Saccharum officinale D 30
Sättigungsgefühl ohne Nahrungszufuhr D 30
Selenium D 30
Serotonin D 30
Übergewichts Komplex Z
Vakuum Komplex Z
Zingiber D 30

Gew - Haa

Gewichtsregulations Komplex Z
Alles darf heil sein D unendlich
ausgeglichene Produktion von Cortisol D 30
Balance Yin - Yang D 30
Selbstliebe D unendlich
Ginsengwurzel D 30
Laminaria Alge D 30
Licht Umwandlungs Komplex Z
Mondstein D 1000
Motivations Komplex Z
optimal ausgeglichene Insulinproduktion D 30
optimal ausgeglichener Stoffwechsel und Hormonhaushalt in jeder Lebenslage im göttlichen Gleichgewicht D unendlich
optimaler Ausgleich der 3 Magensäfte (Wind, Schleim, Galle) D 30
optimales Gleichgewicht der Östrogene D 30
optimale Funktion der Leptinhormone D 30
optimale Funktion der Nebennieren D 30
optimaler Jodspiegel D 30
optimales Körpergewicht D 30
optimaler Progesteronspiegel D 30
optimale Schilddrüsenfunktion D 30
Rosenwurz D 30
Sonnenstein D 1000
strukturiertes Wasser D 30
vollkommene Gesundheit und Lebenskraft D unendlich

Glaukom Komplex Z
Euphrasia D 30
Kammerwasserdruck D 30
Macula lutea D 30
Nervus opticus D 30
Oculus D 30
Saphir D 100 Mio.
Stirnchakra D 30

Haar Komplex Z
Capilli D 30
Cutis D 30
gesunde Haare D 30
Gesundheits Komplex Z
optimaler Haarwuchs (Kopfhaar) D 30
optimale Werte für Vitamine, Mineralstoffe und Aminosäuren D 30
Scheitelchakra D 30
Stirnchakra D 30

Hal - Ho

Haltungs Komplex Z
Alles ist möglich D 30
Alles wird gut D 30
Das Leben ist Urlaub D 30
Egolosigkeit D 1000
Es gibt nichts zu tun, alles geht von selbst D 30
Ich brauche nichts D 30
perfekte Sichtweise D 30
vollständige Akzeptanz D 30

Harmonie Komplex Z
Corona Viren transformieren D 30
Erinnerung im Körper, in allen Zellen, Molekülen und Chakren an das Lichtbewusstsein der Schöpfung D 100 Mio.
Geheimcode im System transformieren D 30
Harmonisierung von Körper, Emotionen und Energiefeld mit Licht und allumfassender Liebe D unendlich
Heil und Segen auf allen Ebenen D unendlich
Herzenssonne D unendlich
Immun Komplex Z
Licht Umwandlungs Komplex Z
vollkommene Gesundheit und Lebenskraft D unendlich

Haut Komplex Z
Arsenicum album D 30
Cutis D 30
Graphites D 30
Ekzeme D 30
Hautentzündung D 30
Parasiten Nosode D 30
Pilz Nosode D 30

Hautschuppen Komplex Z
Cutis D 30
Graphites D 30
Hautschuppung D 30

Hirnregenerations Komplex Z
Aquantin D 30
Caprylsäure D 30
D (+) - Galactose hochrein D 30
Herzenssonne D unendlich
Purtier D 30
sibirische Zedernnuss D 30

Hormon Komplex Z
Cimicifuga D 30
Ovarium D 30
Hypophyse D 12
Pulsatilla D 1000
Sepia D 1000
Uterus suis D 30

Ho - Im

Hormon M Komplex Z
Agnus castus D 12
Alpha Tocopherol D 30
Gold pur D 1000
Hypophyse D 12
Nebenniere D 30
Selenium D 30
Testosteron D 30

HPU Komplex Z
Chromresorption D 30
korrekte Hämsynthese D 30
korrekte Pyrrolringe D 30
Magnesium Potenzakkord D 6 bis D unendlich
Manganresorption D 30
optimale Enzymaustattung D 30
optimale Enzyme für Pyrrolringsynthese D 30
optimaler Porphyrinstoffwechsel D 30
optimaler Sauerstofftransport D 30
Porphyrinausscheidung D 30
Vitamin B 6 Potenzakkord D 6 bis D unendlich
Zinkresorption D 30

Husten Komplex Z
Bronchioli D 30
Bryonia D 30
Carbo vegetabilis D 30
Diaphragma D 30
Drosera D 30
Herzchakra D 30
Plantago lanceolata D 200
Pulmo D 30
Sticta pulmonaria D 30
Thymus D 30
Tuberculinum Koch alt D 200

Hypertonie Komplex Z
Allium ursinum D 10.000
Arnica D 1000
Aurum metallicum D 100.000
Cardocalm D 30
Cor suis D 30
emotionale Aufarbeitung D unendlich
Neukonditionierung D unendlich
Pressorezeptoren D 30
soziale Vererbung D 30

Immun Komplex Z
Antikörperbildung D 30
Echinacea D 30
Herzchakra D 30
Licoricia radix D 200
Lymphknoten D 30
Mucosa D 30
Sambucus nigra D 10.000
Thymus D 30

Im - Ki

Impf Komplex Z
Chara intermedia D 200
Diphtherie Impfstoff D 30
Hepatitis A und B Nosode D 30
Masern Impfstoff D 30
Mumps Impfstoff D 30
Pertussis Impfstoff D 30
Polio Impfstoff D 30
Röteln Impfstoff D 30

Intuitions Komplex Z
Aurainterferenz D 100 Mio.
Auranaht D 30
Cerebrum D 30
Chamomilla D 100 Mio.
Egolosigkeit D 1000
Energiefeld D 30
Gesundheitskreislauf D 30
hinderliche Glaubenssätze D 1000
Natrium chloratum D 100 Mio.
optimaler Informationszugriff D 30
Orion sc D 30
Phosphor D 1000
Silicea D 1000
Sonnengeflecht D 30
Stramonium D 30

Kardio Komplex Z
Indikation Myokardinsuffizienz:
ATP D 30
Cactus D 30
Cor suis D 30
Crataegus D 30
Herzchakra D 30
Herzmuskel D 30
Kalium carbonicum D 200
Kontraktionskraft D 30
optimaler Sauerstofftransport D 30
Strophanthus D 30

KHK Komplex Z
Arnica D 1000
Ginkgo D 1000
Kardio Komplex Z
Koronarien D 30
optimaler Sauerstofftransport D 30
Rekanalisierung D 30
Streptokinase D 30
Urokinase D 30

Kiefer Komplex Z
C3, C4 Komplement D 30
Imipenem D 30
Kieferostitis D 30
Pulpitis D 30

Ko - Le

Konzentrations Komplex Z
Gesundheitskreislauf D 30
gute Auffassungsgabe D 30
gutes Verständnis D 30
gute Zeitnutzung D 30
volle Konzentration D 30

Kopfschmerz Komplex Z
Belladonna D 30
Cerebrum D 30
Halschakra D 30
Kopfschmerz weg D 30
Nux vomica D 30
Scheitelchakra D 30
Stirnchakra D 30

Kraft Komplex Z
ethische Verwendung D 30
Gefühl von Kraft und Stärke D 30
Gentiana lutea D 30
konstruktive mentale Ausrichtung D 30
Salvia D 100 Mio.
Taraxacum D 30

Kreidezahn Komplex Z
Calcium carbonicum D 30
Kiefer Komplex Z
Polio Nosode D 30
Thuja D 30

Kreislauf Komplex Z
Arsenicum album D 30
Cactus D 30
China D 30
Nux vomica D 30
RR - Regulation D 30
Veratrum album D 30

Kriegsverarbeitungs Komplex Z
Aconit D unendlich
Ahnenerlösung D 30
Dumortierit D 30
Psycho Komplex Z
Sprachlosigkeit D 30
Trauma Komplex Z

Lebensfreude Komplex Z
Auraaufbau D 30
Aurum metallicum D 100 Mio.
Caprylsäure D 30
Chakren Komplex Z
Hirnregenerations Komplex Z
Neukonditionierungs Komplex Z
Psycho Komplex Z
Stramonium D 100 Mio.

Le - Lic

Leber Komplex Z
Carduus marianus D 30
Chelidonium D 30
Gallenblase D 30
Hepar D 30
Lycopodium D 1000
Milzchakra D 30
Taraxacum D 30

Lern Komplex Z
Allergie Komplex Z
Bergkristall D 100 Mio.
Caladium D 100 Mio.
Crotalus horridus D 6, D 12, D 30
Diphtherinum D 200
Gedächtnis Komplex Z
Trauma Komplex Z
Türkis D 1000

Leukencephalopathie Komplex Z
Aethusa D 1000
alle Meridiane D 30
Brahmi D 30, D 100 Mio.
Cerebrum D 30
Intrinsic Faktor D 30
Ivermectin D 30
optimale Synapsen - Funktion D 30
Schutz Komplex Z
synthetisches Denken D 30

Licht Komplex Z
Lichtenergie D 30
Lichtstoffwechsel D 30
Sättigungsgefühl ohne
Nahrungszufuhr D 30
Supraleitung D 30

Licht Erzeugungs Komplex Z
Chakren Komplex Z
Egolosigkeit D 1000
goldenes Ei D 30
Hilfestellung zum Erwachen des
Gottesbewusstseins D 30
Kraft Gebet D 30
lichtvolle Geisteshaltung D 30
lichtvolle Nutzung des Wissens D 30
Neptun PI D 30
Quanten Komplex Z
rechte Ansicht D 30
Schattenjägertum D 30
Schutz Komplex Z
Supraleitung D 30
Unterscheidungs Komplex Z
vollständige Akzeptanz D 30

Licht Umwandlungs Komplex Z
Frieden D unendlich
göttliche Ordnung D unendlich
Herzenssonne D unendlich
Rechtsdrehung D unendlich
Stramonium D unendlich

Lip - Mis

Lipid Ausleitungs Komplex Z
Graphenmigration in die Epidermis D 30
Nanolipidsperre D 30
Nanolipidausleitung D 30
Migration anorganischer Partikel der Impfung in die Epidermis D 30
Spikeenzyme D 30

Lipom Komplex Z
Lipom Rückbildung D 30
Tumor Komplex Z

Lymph Komplex Z
Kalium carbonicum D 30
Lymphdrainage D 30
Lymphwege D 30
Sepia D 1000
Ultima Ratio D 30
Vena saphena magna D 30

Magen Komplex Z
Gallenfluss D 30
Leber D 30
Magen D 30
optimaler Ausgleich der Verdauungssäfte D 30
optimale Rückresorption der Gallensäure D 30
optimale Verdauung D 30
Säure - Basenhaushalt D 30

Masken Komplex Z
Acidum nitricum D unendlich
Toleranz Komplex Z
Verträglichkeits Komplex Z

Menopausen Komplex Z
Cimicifuga D 200
Estradiol D 30
Feuchthaut D 30
Hitzewelle D 30
hormonelles Gleichgewicht D 30
Lachesis D 30
Ribes nigrum D 1000
Salvia officinalis D 1000
Sepia D 100 Mio.

Missbrauchs Komplex Z
Aura Komplex Z
Caladium D 100 Mio.
Gefühl der Beschmutzung D 30
gekränkte Seele D 30
Palladium D 100 Mio.
Sprachlosigkeit D 30
Staphisagria D 1000
Tuberculinum Koch alt D 200
Wiederherstellung des Urvertrauens D unendlich

Mit - Na

Mittigkeits Komplex Z
Corpus callosum D 30
Merkur Pl D 30
Smaragd D 1000

Motivations Komplex Z
Alte Verhaltensmuster loslassen D 1000
ausgeglichene Atmung D 30
Begeisterung D 100 Mio.
Der Weg ist das Ziel D 100 Mio.
Glücklich sein im eigenen Schaffen D 1000
Herzenssonne D unendlich
Ich bin gelassen und kann Ruhebewahren D 1000
Ich bin wundervoll D unendlich
Ich glaube an mich D 100 Mio.
Ich öffne mich und bin bereit, all das Gute zu empfangen, das mich weiterbringt D 100 Mio.
In die eigene Kraft gehen D 100 Mio.
innere Kraft D 100 Mio.
Intuitions Komplex Z
Klare Vision vor Augen und Mut, sie entstehen zu lassen D 100 Mio.
Körper und Geist entspannen und zentrieren D 30
Motivation D 100 Mio.
Mut und Vertrauen D 100 Mio.
Mut zur Veränderung D 100 Mio.
schöpferische Kraft D unendlich
Toleranz Komplex Z
Zuversichts Komplex Z

Muskel Komplex Z
Ligamentum D 30
Musculus D 30
Rechtsdrehung D 1000
Sericum coconum D 30

Mücken Komplex Z
Flug- und Landeverbot D 30
geröstetes Mückenpulver D 30

Narben Komplex Z
alle Meridiane D 30
Bergkristall D 100 Mio.
Mucosa D 30
Narbenunterspritzung D 30
Verletzungs Komplex Z

Nasennebenhöhlen Komplex Z
Cinnabaris C 200
Hydrastis C 200
Kalium bichromicum C 200

Ne - Os

Nerven Komplex Z
Cerebellum D 30
Cerebrum D 30
Hypericum D 1000
Lavendel D 1000
Medulla spinalis D 30
Melissa officinalis D 200
Nervus spinalis D 30
Nux vomica D 30
Sonnengeflecht D 30

Neukonditionierungs Komplex Z
Entfaltung der Gesundheit D 30
Friedens Komplex Z
Ignatia D 100 Mio.
klares Erkennen D 30
Lebensbestätigung D 30
Neukonditionierung D 30
Selbstsabotage D 30
Selbstwert Komplex Z
Stramonium D 100 Mio.
Vergebungs Komplex Z
Zuversichts Komplex Z

Neuro Komplex Z
Barium chloratum D 6
Distemperinum Nosode D 30
Hyperkalzämie D 30
Immun Komplex Z
Mitochondriopathie D 30
optimale Aminosäurewerte D 30
optimale Enzymwerte D 30
optimale Kupfer-, Selen- und Zinkwerte D 30
optimale Vitaminwerte D 30
Reparatur Myelinscheiden D 30

Nieren Komplex Z
Betula D 1000
Renes D 30
Solidago D 30
soziale Vererbung D 30

OP Vorbereitungs Komplex Z
Kongruente Schwingung zwischen Operateur und Patient D 30
Lymph Komplex Z
Narbenunterspritzung D 30
optimale Mondphase D 30
Trauma Komplex Z
Verletzungs Komplex Z

Osteoporose Komplex Z
Calcitonin D 30
Equisetum arvense D 1000
Nebenschilddrüse D 30
Rücken Standard Z
Spongiosa D 30
Vitamin D Komplex Z

Pa - Pr

Pankreas Komplex Z
alle Meridiane D 30
exkretorische Drüsen D 30
inkretorische Drüsen D 30
Pankreas D 30
Stoffwechsel Komplex Z

Parkinson Komplex Z
Arsenicum album D 100 Mio.
Chara intermedia D 200
Mitochondrien D 1000
optimale neuromuskuläre Übertragung D 200
Rechtsdrehung D 1000
Verdauungsenzyme D 30

Parodontose Komplex Z
Gingiva D 30
Parodontose D 30
Plantago lanceolata D 200
Salvia D 30

Polyneuropathie Komplex Z
Gesundheitskreislauf D 30
gute Funktion aller Nervenzellen D 30
Nervus spinalis D 30
optimale neuromuskuläre Übertragung D 30
optimaler Stoffwechsel aller Nervenzellen D 30
optimale Vitamine und Spurenelemente D 30

Potenz Komplex Z
Damiana D 30
Freude am Sex D 30
liebevolle Partnerschaft D 30
Vitamin E 1000 mg D 30

Prioritäten Komplex Z
Das Wichtigste zuerst D 30
klarer Kopf D 30
klare Entscheidung D 30
Pulsatilla D 100 Mio.

Ps - Rh

Psycho Komplex Z
Arsenicum album D 100 Mio.
Caladium D 100 Mio.
Cerebrum D 30
EMDR D 1000
Familienaufstellung D 1000
Hyoscyamus D 30
Ignatia D 1000
kleiner Bär sc D unendlich
limbisches System D 30
Mandelkern D 30
Medulla ossis D 30
Natrium chloratum D 100 Mio.
Opium C 1000
Palladium D 100 Mio.
Rubin D 1000
Saccharum officinale D 30
Scheitelchakra D 30
Seelenanteile D 30
Staphisagria D 1000
Stramonium D 30
Türkis D 100 Mio.
Yucca D 1000

Quanten Komplex Z
Einsteinformel D 30
Licht Umwandlungs Komplex Z
Lichtreinigung D 30
Relativitätstheorie D 30

Reflex Komplex Z
25 ausbalancierte Reflexe nach Weishaupt und Wilke

Regenerations Komplex Z
Einsteinformel D 30
Regeneration aller beeinträchtigter Zellen D 30
Tendenz zur vollständigen Gesundheit D 30

Rheumatismus Komplex Z
Gelenk Standard Z
Gesundheitskreislauf D 30
Muskel Komplex Z
Natrium sulfuricum D 30
NemaBas D 30
Polio Nosode D 30
Quanten Komplex Z
Thuja D 200
Vitamin D Komplex Z
Vitamin Komplex Z
Vorbereitungs Komplex Z

Ro - Sch

Rosacea Komplex Z
Arsenicum album D 100 Mio.
Corpus callosum D 30
Cutis D 30
Graphites C 200
Nieren Komplex Z
Psycho Komplex Z

Rücken Standard Z
alle Meridiane D 30
Atlas Komplex Z
Beinlängendifferenz D 30
C3, C4 Komplement D 30
Harnsäure D 200
Hirnhautverziehung D 30
Medulla spinalis D 30
Merkur Pl D 30
Rhus toxicodendron D 30
Schlange sc D 30

Schilddrüsen Komplex Z
für Schilddrüsenüberfunktion:
Arsenicum jodatum D 1000
Halschakra D 30
Schilddrüse D 30

Schlaf Komplex Z
Arsenicum album D 100 Mio.
Aura Zentrierung D 30
Avena sativa D 100.000
Cedron D 30
Coffea arabica D 100 Mio.
Epiphyse D 30
Lux lunae D 10.000
Melatonin D 30
Morpheusaktivität D 30
Passiflora D 200
Scheitelchakra D 30
Valeriana D 200
Zincum valerianicum D 30

Schmerz Komplex Z
Caladium D 100 Mio.
Hypericum D 200
Kalium carbonicum D 200
Magnesium carbonicum D 30
Palladium D 100 Mio.
Rechtsdrehung D 1000
Rhus toxicodendron D 100 Mio.
Rücken Standard Z
Schmerzminderung D 30
Schutz Komplex Z
Thalamus D 30

Schul Komplex Z
Konzentrations Komplex Z
Lern Komplex Z
Lycopodium D 1000
Lernfreude D 30
optimale Lehrer - Schüler - Kommunikation D 30

Sch - Se

Schulzeit - Pubertät Komplex Z
Familienaufstellung D 1000
Herzenssonne D unendlich
Schutz Komplex Z
Selbstwert Komplex Z
soziale Integrationsfähigkeit D 30
Trauma Komplex Z

Schulter Komplex Z
Calcium silicatum D 100.000
Cuprum metallicum D 1000
Ferrum metallicum D 1000
Ferrum phosphoricum D 30
Gelenk Standard Z
Halschakra D 30
Muskel Komplex Z

Schutz Komplex Z
Anacardium D 30
Aurainterferenz D 100 Mio.
Carduus marianus D unendlich
Dumortierit D 100 Mio.
Fremdenergie D unendlich
goldenes Ei D 30
Lachesis D 300.000
Phosphor D 1000
Schattenjägertum D 30
Schwarzmagiertum D 30
Türkis D 1000
Vernix caseosa D 30
Voodoo Auflösungstechnik D 30

Schwerhörigkeits Komplex Z
Halschakra D 30
Scheitelchakra D 30
Schwerhörigkeit D 30
Stirnchakra D 30

Schwindel Komplex Z
Atlas Komplex Z
Cerebellum D 30
Cocculus D 30
Labyrinthus D 30

Selbstfürsorge Komplex Z
Selbstanerkennung D 30
Selbstfürsorge D 30
Selbstliebe D 30

Selbstsicherheits Komplex Z
Freiheit und Würde D 30
körperliche Unversehrtheit D 30
Mitgefühl und Weisheit D 30
Selbstbestimmung D 30
Selbstsicherheit D 30
Souveränität D 30

Se - St

Selbstwert Komplex Z
Anacardium D 30
Barium carbonicum D 1000
Selbstakzeptanz D 30
Selbstfürsorge D 30
Selbstliebe D 30
Silicea D 1000

Skoliose Komplex Z
Atlas Komplex Z
Beinlängendifferenz D 30
Hirnhautverziehung D 30

Sprachlosigkeits Komplex Z
Indikation Sprachstörungen:
Causticum D 100.000
Ignatia D 1000
Lachesis D 300.000
Regulation des Nervensystems D 30
Trauma Komplex Z

Stoffwechsel Komplex Z
Indikation zur Cholesterinsenkung:
Artischocke D 30
Gelee royale D 200
Gundelrebe D 100.000
Leber Komplex Z
Okoubaka D 30, D 1000
optimaler Cholesterinspiegel D 30
optimale körperliche Aktivität D 30
optimaler Zuckerstoffwechsel D 30
roter chinesischer Reis D 30

Strahlenschutz Komplex Z
Chemtrail D 30, D 100.000
Dumortierit D 100 Mio.
Elektrosmog D 30
geophysikalische Störung D 100.000
Ginkgo D 100 Mio.
künstliches Blaulicht D 30
LED Strahlung D 30
Lichtpyramide D unendlich
Neutralisierung geophysikalischer Störung D 100.000
Radium bromatum D 30
Rechtsdrehung D unendlich
Rosenquarz D 100 Mio.
Türkis D 1000
Turmalin schwarz D 100 Mio.
Uranium nitricum D 30
WLAN D 30
5G Strahlung D 30

Stress Komplex Z
alle Meridiane D 30
Cortison D 30
Merkur Pl D 30
Nebenniere D 30
Nux vomica D 30
Sonnengeflecht D 30
vegetatives Nervensystem D 30

Su - Ta

Sucht Komplex Z
Abhängigkeit D 30
Anhaftung D 30
Corpus callosum D 30
Dumortierit D 1000
Liebesbedürfnis D 30
liebevolle Nahrungsaufnahme D 30
liebevoller Blickkontakt D 30
Medulla ossis D 30
Merkur Pl D 30
Opium C 1000
orale Befriedigung D 30
Oxytocin D unendlich
Phase der Konditionierung D 30
taktile Befriedigung D 30
taktile Liebkosung D 30
unwiderstehliche Gier D 30
Vakuum Komplex Z
Willkommensgruß D 30
Zeugung D 100 Mio.

Sudeck Komplex Z
optimaler Sauerstofftransport D 30
Regenerations Komplex Z
Regeneration aller peripheren Nervenfasern D 30
Schmerz Komplex Z
vegetatives Gleichgewicht D 30

Süßigkeitsverlangen Komplex Z
Anis D 30
Ausgleich 3 Körpersäfte D 30
Ausgleich 5 Körperelemente D 30
Biberbellwurzel D 30
Fenchel D 30
Gleichgewicht durch richtiges Ein- und Ausatmen D 30
Glückseligkeit D unendlich
Harmonisierung D 100 Mio.
Kümmel D 30
Schafgarbe D 30
Selbstwert Komplex Z
Toleranz Komplex Z
Wacholder D 30
Wermut D 30

Tagesform Komplex Z
für einen guten Arbeitstag:
Begegnung auf Augenhöhe D 30
Schutz Komplex Z
wunderbarer Arbeitstag D 30
wunderbare Arbeitsstelle D 30

Ti - Tr

Tinnitus Komplex Z
Cochlea D 30
Halschakra D 30
Hörbahn D 30
Hörrinde D 30
HWK 3 D 30
Mittelohr D 30
Rechtsdrehung D 1000
Scheitelchakra D 30
Schutz Komplex Z
Stirnchakra D 30
Stress Komplex Z
Tinnitus D 30

Toleranz Komplex Z
Friedens Komplex Z
Harmonie Komplex Z
tolerante Haltung D 100 Mio.
Zuversichts Komplex Z

Trauer Komplex Z
alle Meridiane D 30
Caladium D 100 Mio.
Calcium carbonicum D 1000
Hypericum D 200
Ignatia D 1000
Natrium chloratum D 100 Mio.
Palladium D 100 Mio.
Sonnengeflecht D 30
Staphisagria D 1000

Trauma Komplex Z
EMDR D 1000
limbisches System D 30
Mandelkern D 30
Opium C 1000
Türkis D 100 Mio.

Travel Komplex Z
Arsenicum album D 100 Mio.
Cocculus D 30
Druckausgleich D 30
Freude und Gelassenheit D unendlich
Gelsemium D 30
Hormonausgleich D 30
Jetlag D 30
Loslassen D 30
OPC D 1000
Schilddrüse D 30
Strahlenschutz Komplex Z
Stressabbau D 30
Tabacum D 30
Zur rechten Zeit am rechten Ort D 30

Tu - Vag

Tumor Komplex Z
Antiangiogenese Faktor D 30
Chemotherapie D 30
Granat D 1000, D 100 Mio.
Lapislazuli D 100 Mio.
Radium bromatum D 16
RNS D 30
Türkis D 100 Mio.
Viscum album D 100 Mio.

Übergewichts Komplex Z
Gleichgewicht von Energieaufnahme und -abgabe D 200
optimale Entschlackung D 1000
optimaler Insulinspiegel D 30
optimale Verdauung D 200

Umschreibungs Komplex Z
Umschreibung D 30
neue Kindheit D 30
Neukonditionierungs Komplex Z
Stramonium D 100 Mio.

Unterscheidungs Komplex Z
Aethusa D 1000
Cerebrum D 30
Kundalini Energie D 30
Scheitelchakra D 30
Shedding Energie D 30

Uro Komplex Z
alle Meridiane D 30
Blasenkontrollzentrum D 30
C3, C4 Komplement D 30
Causticum D 1000
Chimafila umbellata D 30
Harnröhre D 30
Harnröhrenenge D 30
Merkur Pl D 30
optimale Blasenfunktion D 30
Pareira brava D 30
Populus tremuloides D 30
Prostata D 30
Pulsatilla D 1000
Sabal serrulatum D 30
Sakralchakra D 30
Schließmuskel D 30
Solidago D 1000
Tamsulosin D 1000
Vesica urinaria D 30

Urvertrauen Komplex Z
hinderliche Glaubenssätze D 1000
Horoskopverschiebung D 30
Rechtsdrehung D 1000
Trauma Komplex Z
Urvertrauen D unendlich
Zeugung D 100 Mio.

Vag - Ve

Vagus Komplex Z
Herzenssonne D unendlich
Nervus vagus D 30
Nux vomica D 30
Sonnengeflecht D 30

Vakuum Komplex Z
fehlendes Hungergefühl D 30
Gleichgewicht von Yin und Yang D 30
optimaler Insulinspiegel D 30
Zufriedenheit D 30

Venen Komplex Z
Aesculus D 30
Buchweizen D 30
Crotalus horridus D 6, D 12, D 30
Spitzwegerich D 30
Vena saphena magna D 30
Venenklappe D 30

Verdauungs Komplex Z
Disaccharidase D 30
Gallenfluss D 30
Gluteocym D 30
Lactase D 30
Lapacho D 1000
Leber D 30
Magen D 30
Mikrovilli D 30
optimale Darmpermeabilität D 30
optimale Nahrungsaufspaltung D 30
optimaler Säure - Basenausgleich D 30
optimale Verdauung D 30
Rückresorption D 30

Vergebungs Komplex Z
kosmischer Energieausgleich D 30
Vergebung D 30

Verletzungs Komplex Z
Arnica D 30
Bellis perennis D 30
Griff in die Aura D 30
Hypericum D 200
Ruta D 30
Sericum coconum D 30
Symphytum D 12

Verträglichkeits Komplex Z
Arsenicum album D 100 Mio.
Nux vomica D 30
Umwandlung von Unverträglichkeit in Verträglichkeit D 30

Vi - Ze

Vitamin Komplex Z
Algen D 30
Aminosäuren D 30
Ballaststoffe D 30
Gesundheitskreislauf D 30
Gewürze D 30
Kräuter D 30
Lactobacillus D 30
Lichteinheiten D 30
Mineralstoffe D 30
Vitamin D Komplex Z
Vitamine D 30

Vitamin D Komplex Z
Cholecalciferol D 30
Cutis D 30
Lux solis D 1000

Vitiligo Komplex Z
Stammzellen für melatoninhaltige Zellen D 30
Vitiligo D 30

Vorbereitungs Komplex Z
Ahnenerlösung D 30
Auflösung aller Hindernisse D 30
Familienaufstellung D 1000
Herzenssonne D unendlich

Weltgesundheits Komplex Z
gesunde Verhaltensweisen D 30
gesundheitsorientierte Medizin D 30
konstruktive Geisteshaltung D 30
Verzicht auf Gewaltanwendung D 30

Wetter Komplex Z
Gesundheits Komplex Z
Temperaturschwankungen D 30
Verträglichkeit von Wetterschwankungen D 30
Wind D 30

Zahnschmerz Komplex Z
Kiefer Gelenk D 30
Kiefer Komplex Z
Polio Nosode D 30
Zahnschmerz D 30

Zecken Komplex Z
Allergie Komplex Z
Borrelien D 30
Cutis D 30
geröstetes Zeckenpulver D 30
Ledum D 1000
Stech- und Beißverbot D 30
Übertragungsunfähigkeit für Zeckenabwehr D 30

Ze

Zeitmanagement Komplex Z
einfache Erledigung D 30
gutes Zeitmanagement D 30
Nux vomica D 30
Priorisierung D 30
Prokrastination D 30
Pulsatilla D 100 Mio.
Verzicht auf Ablenkbarkeit D 30
Zeitdehnung D 30
Zur rechten Zeit am rechten Ort D 30

Zuversichts Komplex Z
Alles ist möglich D 100 Mio.
Erlösung alter Glaubenssätze D 30
Herzenssonne D unendlich
Klarheit D unendlich
Licht Umwandlungs Komplex Z
Mut und Vertrauen D unendlich
positive Kraft D 100 Mio.
Schutz Komplex Z
Vertrauen auf Wunder D 100 Mio.
Zuversicht D unendlich

Rechtsdrehung
Rechtsdrehung D 1000, D unendlich
molekulare Rechtsdrehung D 100.000

Wechseldrehung
Wechseldrehung D 1000

Komplexmittel Menschen – Testliste

Nr.	Al - Hy	Nr.	Im - Schi	Nr.	Schl - Zu
1.	Allergie Komplex Z	53.	Immun Komplex Z	105.	Schlaf Komplex Z
2.	Angst Komplex Z	54.	Impf Komplex Z	106.	Schmerz Komplex Z
3.	Anorexie Komplex Z	55.	Intuitions Komplex Z	107.	Schul Komplex Z
4.	Antiaging Komplex Z	56.	Kardio Komplex Z	108.	Schulzeit - Pubertät Komplex Z
5.	Apoplex Komplex Z	57.	KHK Komplex Z	109.	Schulter Komplex Z
6.	Atlas Komplex Z	58.	Kiefer Komplex Z	110.	Schutz Komplex Z
7.	Augen Komplex Z	59.	Konzentrations Komplex Z	111.	Schwerhörigkeits Komplex Z
8.	Aura Komplex Z	60.	Kopfschmerz Komplex Z	112.	Schwindel Komplex Z
9.	Ausleitungs Komplex Z	61.	Kraft Komplex Z	113.	Selbstfürsorge Komplex Z
10.	Autismus Komplex Z	62.	Kreidezahn Komplex Z	114.	Selbstsicherheits Komplex Z
11.	AVK Komplex Z	63.	Kreislauf Komplex Z	115.	Selbstwert Komplex Z
12.	Bechterew Komplex Z	64.	Kriegsverarbeitungs Komplex Z	116.	Skoliose Komplex Z
13.	Beweglichkeits Komplex Z	65.	Lebensfreude Komplex Z	117.	Sprachlosigkeits Komplex Z
14.	Bienen Komplex Z	66.	Leber Komplex Z	118.	Stoffwechsel Komplex Z
15.	Blasen Komplex Z	67.	Lern Komplex Z	119.	Strahlenschutz Komplex Z
16.	Blutbildungs Komplex Z	68.	Leukenzephalopathie Komplex Z	120.	Stress Komplex Z
17.	Chakren Komplex Z	69.	Licht Komplex Z	121.	Sucht Komplex Z
18.	Chemtrail Komplex Z	70.	Licht Erzeugungs Komplex Z	122.	Sudeck Komplex Z
19.	Computerabsturz Komplex Z	71.	Licht Umwandlungs Komplex Z	123.	Süßigkeitsverlangen Komplex Z
20.	Corona Impf Komplex (ohne Z)	72.	Lipid Ausleitungs Komplex Z	124.	Tagesform Komplex Z
21.	Corona Virus Komplex Z	73.	Lipom Komplex Z	125.	Tinnitus Komplex Z
22.	Covid long Komplex Z	74.	Lymph Komplex Z	126.	Toleranz Komplex Z
23.	Dank Komplex Z	75.	Magen Komplex Z	127.	Trauer Komplex Z
24.	Darm Komplex Z	76.	Masken Komplex Z	128.	Trauma Komplex Z
25.	Dekubitus Komplex Z	77.	Menopausen Komplex Z	129.	Travel Komplex Z
26.	Demenz Komplex Z	78.	Missbrauchs Komplex Z	130.	Tumor Komplex Z
27.	Diabetes Komplex Z	79.	Mittigkeits Komplex Z	131.	Übergewichts Komplex Z
28.	Eiter Komplex Z	80.	Motivations Komplex Z	132.	Umschreibungs Komplex Z
29.	Entzündungs Komplex Z	81.	Muskel Komplex Z	133.	Unterscheidungs Komplex Z
30.	Falten Komplex Z	82.	Mücken Komplex Z	134.	Uro Komplex Z
31.	Fieber Komplex Z	83.	Narben Komplex Z	135.	Urvertrauen Komplex Z
32.	Friedens Komplex Z	84.	Nasennebenhöhlen Komplex Z	136.	Vagus Komplex Z
33.	Fuß Komplex Z	85.	Nerven Komplex Z	137.	Vakuum Komplex Z
34.	Gedächtnis Komplex Z	86.	Neukonditionierungs Komplex Z	138.	Venen Komplex Z
35.	Gelenk Standard Z	87.	Neuro Komplex Z	139.	Verdauungs Komplex Z
36.	Gemeinschafts Komplex Z	88.	Nieren Komplex Z	140.	Vergebungs Komplex Z
37.	Gerechtigkeits Komplex Z	89.	OP Vorbereitungs Komplex Z	141.	Verletzungs Komplex Z
38.	Gesundheits Komplex Z	90.	Osteoporose Komplex Z	142.	Verträglichkeits Komplex Z
39.	Gewichts Komplex Z	91.	Pankreas Komplex Z	143.	Vitamin Komplex Z
40.	Gewichtsregulations Komplex Z	92.	Parkinson Komplex Z	144.	Vitamin D Komplex Z
41.	Glaukom Komplex Z	93.	Parodontose Komplex Z	145.	Vitiligo Komplex Z
42.	Haar Komplex Z	94.	Polyneuropathie Komplex Z	146.	Vorbereitungs Komplex Z
43.	Haltungs Komplex Z	95.	Potenz Komplex Z	147.	Weltgesundheits Komplex Z
44.	Harmonie Komplex Z	96.	Prioritäten Komplex Z	148.	Wetter Komplex Z
45.	Haut Komplex Z	97.	Psycho Komplex Z	149.	Zahnschmerz Komplex Z
46.	Hautschuppen Komplex Z	98.	Quanten Komplex Z	150.	Zecken Komplex Z
47.	Hirnregenerations Komplex Z	99.	Reflex Komplex Z	151.	Zeitmanagement Komplex Z
48.	Hormon Komplex Z	100.	Regenerations Komplex. Z	152.	Zuversichts Komplex Z
49.	Hormon M Komplex Z	101.	Rheumatismus Komplex Z	**Drehmittel:**	
50.	HPU Komplex Z	102.	Rosacea Komplex Z	153.	Rechtsdrehung D 1000, D unendlich
51.	Husten Komplex Z	103.	Rücken Standard Z	154.	Wechseldrehung D 1000
52.	Hypertonie Komplex Z	104.	Schilddrüsen Komplex Z	155.	molekulare Rechtsdrehung D 100.000

Komplexmittel Tiere - Testlisten

Spezielle Komplexe bei Krankheiten der Katzen

1. Dermatomykose Komplex Z
2. Diabetes Komplex Z
3. Endoparasiten Komplex Z
4. Eosinophiler Granulomatose Komplex Z
5. Feliner Corona Komplex Z
6. Feliner Nieren Komplex Z
7. Feliner Parodontose Komplex Z
8. Katzen Impfstoff Komplex Z
9. Leukose Komplex Z
10. Panleukopenie Komplex Z
11. Rhinotracheitis Komplex Z
12. Toxoplasmose Komplex Z

Spezielle Komplexe bei Krankheiten der Hunde

1. Caniner Durchfall Komplex Z
2. Caniner Osteochondrose Komplex Z
3. Caniner Tumor Komplex Z
4. Diabetes Komplex Z
5. Hotspot Komplex Z
6. Hüftdysplasie Komplex Z
7. Hunde Impfstoff Komplex Z
8. Indigestions Komplex Z

Spezielle Komplexe bei Krankheiten der Pferde

1. Bronchitis Komplex Z
2. Equiner Cushing Komplex Z
3. Equiner Sarkoid Komplex Z
4. Gallen Komplex Z
5. Headshaking Komplex Z
6. Hufrehe Komplex Z
7. Hufrollen Komplex Z
8. Kolik Komplex Z
9. Koppen Komplex Z
10. Myoglobinurie Komplex Z
11. Parakeratose Komplex Z
12. Pferde Impfstoff Komplex Z
13. Schlundverstopfungs Komplex Z
14. Sommerekzem Komplex Z
15. Spat Komplex Z
16. Strahlfäule Komplex Z
17. Tierischer HPU Komplex Z
18. Uveitis Komplex Z

Spezielle Komplexe bei Hühnererkrankungen

1. Aszites Komplex Z
2. Atypische Geflügelpest Komplex Z
3. Bronchitis Komplex Z
4. Brut Komplex Z
5. Bursitis Komplex Z
6. Egg-Drop-Syndrom Komplex Z
7. Encephalomyelitis Komplex Z
8. Geflügelcholera Komplex Z
9. Geflügellähme Komplex Z
10. Hühner Impfstoff Komplex Z
11. Hühner Leukose Komplex Z
12. Hühnerpocken Komplex Z
13. Hühnerschnupfen Komplex Z
14. Kükenruhr Komplex Z
15. Laryngotracheitis Komplex Z
16. Legenot Komplex Z
17. Listeriose Komplex Z
18. Mykoplasmose Komplex Z
19. Osteopetrosis Komplex Z
20. Parasiten Komplex Z
21. Peritonitis Komplex Z
22. Perosis Komplex Z
23. Rotlauf Komplex Z
24. Schimmelpilz Komplex Z
25. Vogelgrippen Komplex Z

Spezielle Komplexe bei Ziervögelererkrankungen

1. Aspergillose Komplex Z
2. Krallen Komplex Z
3. Milben Komplex Z
4. Pacheco Komplex Z
5. Pilz Komplex Z
6. Polyoma Komplex Z
7. Psittakose Komplex Z
8. Rupf Komplex Z
9. Wurm Komplex Z

Allgemeine Komplexe für viele Tiersituationen

1. Ausgleichs Komplex Z
2. Bienen Komplex Z
3. CDL D 30
4. Darmsanierungs Komplex Z
5. Dreh Komplex Z
6. Einschläferungs Komplex Z
7. Emotions Komplex Z
8. Euthanasie Komplex Z
9. Farbtherapie Komplex Z
10. Frequenz Komplex Z
11. Futterumstellungs Komplex Z
12. Geopathischer Komplex Z
13. Halterwechsel Komplex Z
14. Identitäts Komplex Z
15. Impf Rettungs (=Notfall) Komplex Z
16. Infektions Komplex Z
17. Jagdtriebreduktion D 30
18. Kastrations Komplex Z
19. Kreuzungs Komplex Z
20. Läufigkeits Komplex Z
21. Magnetfeld Komplex Z
22. Misshandlungs Komplex Z
23. Musiktherapie Komplex Z
24. Notfall Vorbereitungs Komplex Z
25. Operations Vorbereitungs Komplex Z
26. optimale Geräuschkulisse D 30
27. Parasiten Komplex Z
28. Phantom Komplex Z
29. SHHK Komplex Z
30. Stallwechsel Komplex Z
31. Sterbebegleitungs Komplex Z
32. Surrogat Komplex Z
33. Therapie Komplex Z
34. Tierharmonisierungs Komplex Z
35. Tierarztbesuch Komplex Z
36. Tieroperations Komplex Z
37. Ursprungstrauma Komplex Z

Nachwort

Da es viele Parallelen zwischen Mensch und Tier gibt, war es dann doch nicht so schwierig, sich in die Gegebenheiten von Problemen hineinzufühlen, die sich auf das Seelenleben von Tieren beziehen. Ohne die Hilfestellungen von Seiten des Tierarztes Dieter Gruber und vor allem den umfassenden Kenntnissen und tabellarischen Vorbereitungen der Tierkinesiologin Frau Veronika Hagestedt wäre dieses Buch allerdings nicht gelungen. Liebe Veronika, tausend Dank für gefühlt mehrere hundert Seiten an Mails, Empfehlungen, Vorschlägen und Verbesserungen!

Die neu geschaffenen Komplexe sollen helfen, in schwierigen Situationen dem Tier die richtige Vorbereitung zu geben, damit es alle Sitzungen, Beratungen und Behandlungen gut überstehen kann. Je besser das Tier alles durchstehen kann, desto ruhiger bleibt auch der Tierhalter, sodass die Mittel, egal ob als Stirnstrich oder als Globuli verabreicht, für alle gleichermaßen günstig wirken, auf das betroffene Tier, den Tierarzt oder Tiertherapeuten, die Helfer*innen und den Besitzer.

Insofern mag das Buch HOM KIN für Tiere allen Parteien dienlich sein. Heinrich Zeeden,

Lübeck, den 26.04.2024

Gedanken von Carl Gustav Jung

„Ich glaube, dass Heilen auf nicht materiellem Weg, durch geistige Methoden, eine Zukunft ungeahnter Möglichkeiten hat.

Und ich glaube, dass ihr Bereich allmählich über das, was wir heute, zu Recht oder Unrecht, als funktionell bezeichnen, hinauswachsen und auch alles Organische umschließen wird.

Ich sehe die Morgenröte einer neuen Zeit vor mir aufleuchten, in der man gewisse chirurgische Eingriffe, z.B. an inneren Gewächsen, als bloße Flickarbeit ansehen wird, voller Entsetzen, dass es überhaupt einmal ein so beschränktes Wissen um Heilmethoden gab.

Dann wird kaum noch Raum sein für althergebrachte Arzneimittel.

Es liegt mir fern, die moderne Medizin und Chirurgie irgendwie herabzusetzen, ich hege im Gegenteil große Bewunderung für beide.

Aber ich habe Blicke tun dürfen in die ungeheuerlichen Energien, die der Persönlichkeit selbst innewohnen, und solche außerhalb liegenden Quellen, die unter gewissen Bedingungen durch sie hindurchströmen und die ich nicht anders als göttlich bezeichnen kann.

Kräfte, die nicht allein funktionelle Störungen heilen können, sondern auch organisch bedingte, die sich als bloße Begleiterscheinungen seelisch-geistiger Störungen herausstellten."

Schweizer Psychiater und Analytiker Carl Gustav Jung

Technische Daten, Zugang zu den Einzelmitteln und den Komplexmitteln

für Deutschland:
Burgapotheke
Frankfurter Str. 7
61462 Königstein
Inhaber: Uwe Rose
Telefon 06174 - 9929500
C.voss@apotheke-koenigstein.de

Apotheke am Mainzerhofplatz
Mainzerhofplatz 14
99084 Erfurt
Inhaberin: Jana Kanan
Telefon 0361 – 64 31 836
apo.mainzerhofplatz14@gmx.de

für Österreich:
RA – Essenzen
Baumgarten 20
A – 4209 Engerwitzdorf
Österreich
Inhaberin: Annette Rabeder
Telefon 0043 – (0)732 24 44 12
office@ra-essenzen.at
www.ra-essenzen.at

für die Schweiz:
Maria Zemp
Gütsch 12
CH – 6139 Willisau
Schweiz
0041 – (0) 79 – 422 03 79
mzemp@abix.ch

Informationen zu den Komplexmitteln:
Dr. med. Heinrich Zeeden
Poelring 26, 23560 Lübeck
Heinrich.Zeeden@gmx.de

Lieferbare Skripte

Bestellung beim Autor, Heinrich.Zeeden@gmx.de und bei Annette Rabeder, office@ra-essenzen.at. Die in Klammern gesetzten Zahlen bedeuten den Preis in Euro.

Alpha Kurs (10)
Alphatechniken, Einführung ins Thema (10) 2105
Alphatechniken in der homöopathischen Sprechstunde (10) 2021
Ausleitung (10)

Edelsteine in der Homöopathie (20)
Einstieg in die Homöo - Kinesiologie (10) 2015 EMDR (10)
Erklärungen zur Homöo - Kinesiologie (10)

Hausapotheke nach Dr. Zeeden (10) Haut in der Homöopathie (05)
Die Homöo - Kinesiologie (20)
Die Homöo - Symptomologie (10) 2016
Kinesiologie, Einführungskurs (10)
Kinesiologie, diagnostisches und therapeutisches Werkzeug (10)
Kinesiologische Mudratestung (Systematik) (20)
Kompendium der Komplexmittel (10) 2016
Krebsbehandlung in der Homöopathie - die Banerji Protokolle (10) 2018

Lieblingsfarbe und Schrift nach Dr. H. V. Müller (20)

Neue Mittel in der Homöopathie (30) 2015
Neuraltherapie (05)

Planeten und Sternzeichen in der Homöopathie (10)

Die Sehgal Methode (20)
Sucht aus homöopathischer Sicht (10)

Ultima Ratio (10)

Radionische Hausapotheke nach Dr. Zeeden, eine Auswahl von 60 Mitteln mit einer dazu passenden Filztasche = 510 Euro.

Radionische Komplexmittelapotheke nach Dr. Zeeden, mit 115 Komplexen Z mit zwei dazu passenden Filztaschen = 990 Euro.

Bücher von Heinrich Zeeden

Bestellung bei www.db-buchshop.de
Abenteuer Homöopathie Band 1 (19,95),
Abenteuer Homöopathie Band 2 (24,95)
Systematik der Homöo – Kinesiologie (16,95)
Repertorium der Homöo – Kinesiologie (24,95)
Alphatechniken in der Praxis (24,95)
Erlebnisse auf dem Jakobsweg (24,95)

Bestellungen bei www.buchshop.bod.de
Abenteuer Homöopathie Band 3 (19,90)
Abenteuer Homöopathie Band 4 (19,90)

2023 im ctv – Verlag erschienen:
Anekdoten im Spannungsfeld von Homöopathie und Lebensweisheit (14,95)
Abenteuer Homöopathie, Band 5 (25)
Alleinstellungsmerkmale in der Homöo – Kinesiologie (20)
Enttraumatisieren mit Homöopathie, Kinesiologie und EMDR (25)
Bewährte Indikationen in der Homöopathie (20)

2024 im ctv – Verlag erschienen:
Durch Lebensweisheit zu mehr Lebensqualität (25)
HOM KIN für Tiere (29,90)
Repetitorium der Homöo – Kinesiologie (29,90)

Bestellung ctv-Verlag per E-Mail info@ctv-verlag.de
Mehr über die Bücher: www.ctv-verlag.de/buecher/buecher-von-heinrich-zeeden

Lieferbare DVD´s zu den Kursen

Bestellung beim Autor, Heinrich.Zeeden@gmx.de
und bei Annette Rabeder, office@ra-essenzen.at.

DVDs, die von Kursen aus dem Jahr 2010 erstellt wurden.
DVD – Herstellung: Sebastian Hirsch,
DVD – Vertrieb: Heinrich Zeeden und Annette Rabeder.

Die in Klammern gesetzten Zahlen sind die Preise.

Alpha (01) (35 Euro)
Alpha (02) (35 Euro)
EMDR (35 Euro)
Homöo – Kinesiologie (45 Euro)

Kinesiologie (35 Euro)
Neue Mittel in der Homöopathie (35 Euro)
Sehgal Methode (35 Euro)
Sternzeichen und Planeten (35 Euro)

lieferbare Musik – CD

komponiert von Heinrich Zeeden
Klavierstücke im klassischen Stil
Pianist
Oliver Bunnenberg, Deutschland
Flötistin
Nina Buchholz

Kammermusik von Heinrich Zeeden
2 Sonatinen für Flöte und Klavier,
Andantino für Flöte und Klavier,
Klaviertrio,
Kinderflötensonate
1 CD, Spieldauer 55 Minuten, (10)

Lebenslauf von Dr. Heinrich Zeeden in Stichworten

1970 – 1976 Studium der Medizin in Tübingen, Saarbrücken, Wien und Lübeck.
1977 – 1979 Assistenzzeit in Chirurgie, Innerer Medizin, Tropenmedizin, Gynäkologie und Geburtshilfe für einen Einsatz in Tansania
1980 – 1981 Distrikthospital in Nzega, Tansania, 1981 – 1982 Missionshospital in Ndanda, Tansania
1982 – 1985 Dinslaken, Weiterbildung Innere Medizin,
1985 Praxisassistent, Landpraxis in Bosau / Plöner See
1985 – 1987 St. Andreasberg / Harz, Weiterbildung Innere Medizin, Schwerpunkt Magen – Darm / Gastroenterologie
1987 – 1990 Rheumaklinik Bad Bramstedt

Diplomabschlüsse in Neuraltherapie, Akupunktur und Naturheilkunde.

Leitende Funktionen:

1991 – 1996 Klinik Benediktusquelle, Ortenberg – Selters, Chefarzt des ärztlichen Dienstes der LVA (DRV) Hessen
1997 – 1998 Klinik Sonnenblick, Marburg, Oberarzt Innere Medizin
1998 – 2010 Kinzigtalklinik, Bad Soden – Salmünster, Chefarzt der internistischen Abteilung LVA (DRV) Hessen

Kursreferent für Neuraltherapie, Akupunktur, Homöopathie, Kinesiologie, EMDR, mentale Techniken und Homöo – Kinesiologie

2011 bis 2023 private Praxis in Lübeck
2023 Schließung der Privatpraxis,
2023 Eröffnung einer Praxis für Lebensberatung

Heinrich.Zeeden@gmx.de
www.h-zeeden.de

Danksagung

An dieser Stelle möchte ich allen meinen Patienten danken, die ich behandeln und beraten durfte, und mit deren Hilfe ich neue Erkenntnisse und Erfahrungen sammeln durfte.

Dank an Christian Bormann, mit dem ich immer wieder einen interessanten Gedankenaustausch hatte, sodass wir viele Standpunkte diskutieren konnten. Ihm habe ich auch den Entwurf für diesen Band HOM KIN für Tiere zu verdanken.

Eine bunt ausgemalte Zeichnung von einem Ozelot habe ich meiner Enkelin Laura zu verdanken, die die Lebendigkeit von Tieren darstellen soll.

Ein ganz großes Danke an meine Kollegin Frau Veronika Hagestedt, von Haus aus Tierkinesiologin, die mir bei allen tierärztlichen Fragestellungen hilfreich zur Seite gestanden hat und viel Zeit und Kreativität darauf verwendet hat, dass in diesem Buch für die optimale Behandlung von Tieren gesorgt wird. Zusätzlich wurden für schwierige Fragestellungen die besten Problemlösungen herausgefiltert. Sie war immer präsent und hat mich mit Ideen beliefert, wenn nicht überschüttet. Tausend Dank, liebe Veronika, für Deinen überdimensionalen Einsatz!

Ein herzliches Danke an Carsten Tomkewicz den Chef des CTV Verlags in Lübeck, der mich wieder exzellent betreut hat. Alles wurde in schneller, sicherer und formvollendeter Weise „durchgezogen".

Heinrich Zeeden,
Lübeck, den 26.04.2024

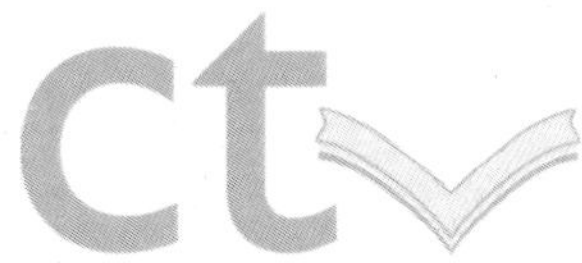

Kontaktadresse
gemäß General Product Safety Regulation (GPSR)

Contact address
in accordance with the General Product Safety Regulation (GPSR)

ctv - carsten tomkewicz verlag
Henriette-Hirschfeld-Str. 11
23562 Lübeck
Deutschland
Telefon: 0451-7062772

E-Mail: info@ctv-verlag.de
Internet: www.ctv-verlag.de
Ansprechpartner: Carsten Tomkewicz

Auflagennummer: hom kin tiere spiralversion #25/05 #01

Warnhinweise/Sicherheitsinformationen
entfallen gem. Artikel 9 Absatz 7 Satz 2